住民との新たな関係づくり
保健婦の状態調査の実践が示すもの

保健婦状態調査研究会 編

◇はじめに

　「最近，保健婦は元気がないね」と言われるようになったのは，地域保健法が施行された辺りからでしょうか．

　人間の営みそのものを相手として仕事をする保健婦は，家庭訪問や地域組織活動や健康教育などをとおして地域住民と接する中で，住民とともに仕事を創りながら生かされてきました．しかし，地域保健法や介護保険法が実施され，保健所が大きく変わり，対人保健サービスが自治体から後退していくと，住民との接点が少なくなり，保健婦自身が活性化されなくなっているように思います．また，仕事の評価を，数値や効率という基準で考えるような社会の流れが強まるなかで，「いのちや暮らし」を大切にしていく保健婦の仕事はその流れに馴染めず，自治体で働いていると「なにか違うよな」と思いながら，トップダウンで降りてくる仕事に埋没していくような日々を送ることになっているのではないでしょうか．

保健婦が元気が出るとはどういうことだろうか

　自治体に働く保健婦のつどいに，鈴木文熹先生の状態調査に関する分科会が設けられるようになったのは，1995（平成7）年からです．実際に状態調査を行い，分科会で報告をする保健婦は，住民とともに動いているという実感があるように見え，生き生きとしていると，保健婦が口にするようになりました．2000（平成12）年1月に神戸で開催された第32回「自治体に働く保健婦のつどい」で，それまでに状態調査を実施した保健婦の交流をしようという話が持ち上がり，10月に長野県松川町で集まりを持ちました．長野，岐阜，大分，新潟，東京の保健婦とやどかりの里の職員（やどかりの里は，公衆衛生ジャーナル「さるす」に状態調査の特集が掲載されたことがきっかけで参加を呼びかけました．また，創立30周年を迎えるに当たり，メンバーとスタッフの状態調査を実施しており，いっしょに考えていきたいとの思いもありました）など，総勢30名を越す人たちが集まり，どのような状態調査を実施したのか，その後はどのように展開しているのか，お互いの近況も含めて交流するうちに，保健婦が置かれている立場，すなわち，住民とともに活動しづらい現状になっていることがはっきりしてきました．このことが，元気をなくす主な原因になっているのではないだろうか，という保健婦活動の核心に触れる事柄についても話し合われました．そしてこのことは，今，集まっている保健婦だけの問題ではないということも確認されました．

また，状態調査を実施したことで，地域の課題が見えるようになり，報告集会を開くことで，より多くの住民と課題を共有できるようになった話も出ました．そのような状態調査を通じて生まれた動き＝保健婦自身のこと，ともに調査を実施した仲間とのこと，住民のこと，実施後の地域の動きなどを伝えることで，今一度保健婦の仕事を見直し，確信を持って住民とともに歩いていこうというメッセージを，本の形にして発信しようということになり，今回実践記録10編をまとめることになりました．地域で悩みながら働いている仲間と，課題を共有していきたいと思います．

　松川町に集まった保健婦の中から，編集委員を募り，編集会議を4回開催して，本づくりの作業を進めてきました．慣れない作業でしたが，議論を重ねながら，また，やどかり出版の西村さん，増田さんにアドバイスをいただきながら，少しずつ本のイメージが見えてきました．

　編集会議は次のような日程で実施しました．
- 第1回編集会議（2000年10月）
  どのような本にしたいか．状態調査の取り組みや調査をとおして見えてきたことや学びを，保健婦の仲間に伝えたい気持を再確認．
- 第2回編集会議（2000年12月）
  本の具体的な内容について議論．原稿の依頼．
- 第3回編集会議（2001年6月）
  原稿について議論
- 第4回編集会議（2001年8月）
  原稿について再度の議論と，題名などについて話し合う．

　状態調査の方法については鈴木文熹先生に執筆していただき，保健婦は自分たちが実践の中で体験したことを記録しました．特に，調査に踏み出す時の気持の揺れ，仲間にわかってもらえるだろうか，調査団は編成できるだろうか，話し手は引き受けてくれるだろうか，調査から帰って来て，他のメンバーへ報告する時の客観化の難しさ，まとめの話し合いのたいへんさ，報告集会へのとまどいなど，たくさんの山場を乗り越えて，調査団が連帯を深めていくことや，その後の地域住民の動きを読み取っていただけたらと思います．調査団がいろいろの山場を乗り越えたことで成長・発達し，調査後連携がとりやすくなったという報告もあります．

　もともと「地域の状態を知る・住民の状態を聴く」というところから，私たちの仕事は始まったはずです．しかし，現状では，保健婦が直接住民の思いや声が聴けないまま，住民の思いとは別の次元で事業が行われているように思います．縦割りで降りてくる事業に住民の生活を合わせるようになり，保健婦はしだいに地域に出られなくなっています．しかし，住民は保健婦が

来ることを待ち望んでいます．保健婦の仕事のありようが，これほど問われている時代はないだろうと思います．

　今回この本に集録した保健婦たちの報告から，地域の課題を住民と共有できた時，住民は大きく動き出す力を持っていることに気づかされ，新しい住民との関係づくりが始まっていることを示しているように思います．今の暮らしづらい社会が，身近なところから変わり始めているように思われます．この本の編集に携わりながら，現実を打破していく大きな力が胎動し始めていることに実感することができました．10編の記録に書かれたその力を読み取っていただきたいと思います．この本がこれからの保健婦活動の道しるべの一助になれば幸せだと思います．

2001年12月

　　　　　　　　　　　　　　　　　　　　　　　　保健婦状態調査研究会

目次

はじめに 3

第1章　聴く・学ぶ・共感する .... 鈴木　文熹　11

Ⅰ．わたくしにとって状態調査とは何か 13
 1．調査活動の軌跡を辿る 13
  1）高知短大時代の調査活動 13
  2）南信州地域問題研究所における調査活動 15
 2．わたくしにとって調査活動とは何か 16

Ⅱ．これから状態調査を取り組もうとしている保健婦に向けて ... 19
 1．この本に収録されている状態調査とは,
  どのような調査か 19
  1）調査には2通りの考え方と2通りの方法がある 19
  2）話し手が最も求めていることを聴くにはどうするか ... 21
 2．なぜ,今このような状態調査が必要か 22
  1）労働と暮らし,地域がまるごと見える訪問を行うために ... 23
  2）住民との新たな関係づくりに向けて 24
  3）すでに自治体として状態調査ができない自治体で
   働く保健婦はどうするか 25
 3．では状態調査をどのように組み立てていくか 27
  1）まず状態調査について学習 27
  2）大切な事前の段取り 27
  3）いよいよ調査 29
  4）2日間かけて聴いたことを,
   まる1日かけてまとめる（総括会議） 29
 4．住民と問題と課題を共有する報告集会 31

Ⅲ．今まで保健婦が取り組んできた状態調査の若干のまとめと,こ
 れからの保健婦 31
 1．保健婦が取り組んできた状態調査の若干のまとめ 31
  1）保健婦による状態調査の取り組みの経過 31
  2）調査主体（聴き手）の広がり 32

3）状態調査に取り組んだことで，保健婦の仕事に対する
　　　　姿勢や思いがどのように変わってきたか ……………… 33
　2．これからの保健婦の課題を考える ……………………… 34

第2章　生活・労働・健康の総合的アプローチ ………… 37
　　　　　状態調査の実践10例

Ⅰ　校区単位でボランティア-グループが自主的な集会を ………… 39
　　　ひとり暮らし前期高齢者の状態調査　　　　　伊南富士子

　1．なぜ状態調査に取り組んだか ……………………………… 40
　2．対象者の選定と調査団の編成 ……………………………… 41
　3．私たちはどんな状態調査を行ってきたか ………………… 42
　　　1）調査の中で際だって見えてきた特徴 ………………… 42
　　　2）まとめの特徴 …………………………………………… 42
　4．状態調査を行ってどういう変化が出てきたのか ………… 43
　5．課題を事業化して，その後どう展開しているか ………… 45

Ⅱ　上小保健婦（士）会成人保健部会が青木村を ………… 47
　　　フィールドに退職者の状態調査を　　　　　　宮澤　章子

　1．なぜ状態調査に取り組んだのか …………………………… 48
　2．私たちはどんな調査を行ったのか ………………………… 50
　3．状態調査を行ってどういう変化が出てきたのか ………… 51
　4．おわりに ……………………………………………………… 56

Ⅲ　住民180人が参加した報告集会 ……………………………… 57
　　　70歳代のひとり暮らし高齢者の状態調査　　　桑原由美子

　はじめに ………………………………………………………… 58
　1．六日町の概況 ………………………………………………… 58
　2．状態調査に取り組んだきっかけ …………………………… 58
　3．取り組みの経過 ……………………………………………… 59
　4．調査に向けての準備 ………………………………………… 60
　5．状態調査の実施 ……………………………………………… 60
　　　1）事前学習会（1日目）………………………………… 60
　　　2）調査の実施（2～3日目）…………………………… 61
　　　3）まとめ（4日目）……………………………………… 61
　6．調査実施後の調査員の変化 ………………………………… 62
　7．報告集会を開催して ………………………………………… 63

8．これからの取り組み …………………………………………… 64
　　おわりに ……………………………………………………………… 65

Ⅳ 山間(やまあい)の小さな村が動き始めた …………………………… 67
　　　精神障害者と家族の状態調査　　　　　　　　　中村　昭子

　1．はじめに ……………………………………………………………… 68
　2．なぜ状態調査に取り組んだのか ……………………………… 68
　3．状態調査に取り組むまで ……………………………………… 69
　4．私たちはどんな調査を行ったか ……………………………… 70
　　1）発症の経過 ……………………………………………………… 70
　　2）現在の状態 ……………………………………………………… 72
　　3）本人たちがこれからのことについて考えていること，
　　　　希望 …………………………………………………………… 73
　　4）今回の調査で出てきた具体的な要求 …………………… 73
　5．状態調査を行って，どういう変化が出てきたか ………… 74
　6．課題を事業化して，その後どう展開しているか ………… 75
　　1）当事者の集まり，家族の集まり …………………………… 75
　　2）お話をしてくださった方々への報告会 ………………… 75
　　3）精神保健ボランティア講座 ………………………………… 76
　　4）障害者のいこいの場，働く場づくり …………………… 76
　7．最後に ……………………………………………………………… 77

Ⅴ 看護協会の先駆的保健活動交流推進事業研修会を取り組んで … 78
　　　精神障害者の家族の状態調査　　　　　　　　　石塚　和子

　1．はじめに ……………………………………………………………… 79
　2．練馬区の概況 ……………………………………………………… 79
　3．調査の話し手と聴き手 …………………………………………… 79
　4．話し手の状況 ……………………………………………………… 79
　5．調査の中で見えてきたこと …………………………………… 81
　6．調査の報告会を実施して ……………………………………… 82
　7．最後に ……………………………………………………………… 82
　8．今回の調査に参加した保健婦が保健婦として
　　　考えさせられたこと …………………………………………… 83

Ⅵ 高山市のひとり暮らし高齢者が主体的に生きることができる … 85
　地域づくりを目指して
　　　ひとり暮らし高齢者状態調査の取り組み　　　　長瀬　静代

　1．はじめに ……………………………………………………………… 86

2．ひとり暮らし高齢者の状態調査をしようと思った理由 … 86
　　3．取り組みの経過 ……………………………………………… 87
　　　1）状態調査についての学習 ……………………………… 88
　　　2）研修会開催およびアンケート調査・
　　　　　状態調査の打ち合わせ ………………………………… 88
　　　3）アンケート調査 ………………………………………… 89
　　4．状態調査の実施 ……………………………………………… 89
　　5．報告集会の実施 ……………………………………………… 92
　　6．調査から事業化へ …………………………………………… 94
　　7．ひとり暮らし高年者健康教室の取り組み ………………… 95
　　8．ひとり暮らし高年者健康教室を実施して ………………… 98
　　9．その後，2度目の状態調査を実施して …………………… 100
　　10．申し合わせ事項についての検討会を実施して ………… 101
　　11．おわりに …………………………………………………… 103

Ⅶ　軽い痴呆は老人保健係，重度の痴呆は予防係で ………… 104
　　東京都特別区の保健婦の状態調査　　　　　　　高橋ひとみ

　　1．なぜこの調査に取り組んだのか …………………………… 105
　　2．私たちはどんな状態調査を行ったか ……………………… 106
　　3．調査の柱立て ………………………………………………… 107
　　4．調査の中で際だって見えてきた特徴 ……………………… 110
　　5．状態調査を行ってどういう変化が出てきたのか ………… 113

Ⅷ　介護保険後の分断の中で保健婦とヘルパーの気持ちがつながる　114
　　　　　　　　　　　　　　　　　　　　　　　　阿部　尚子

　　1．なぜ状態調査に取り組んだのか …………………………… 115
　　　1）機能訓練参加者への訪問調査への取り組み ………… 115
　　　2）職員の状態調査への取り組み ………………………… 116
　　2．私たちはどんな状態調査を行ったか ……………………… 118
　　　1）調査対象者のプロフィール …………………………… 118
　　　2）状態調査のまとめの柱 ………………………………… 119
　　3．状態調査を行ってどういう変化が出てきたのか ………… 122

Ⅸ　ばらばらだった住民が調査をきっかけにつながりを ……… 125
　　杉並有志の会の高齢者，痴呆の介護者の状態調査
　　　　　　　　　　　　　　　　　　　　　　　　三浦いづみ

　　Ⅰ．なぜ状態調査に取り組んだのか …………………………… 126

1．高円寺保健センターの状態調査 …………………… 126
　　　2．有志の会での1次調査 ……………………………… 127
　　　3．有志の会での2次調査 ……………………………… 129

　Ⅱ．私たちはどんな状態調査を行ったか ……………………… 129
　　　1．高円寺保健センターの状態調査 …………………… 129
　　　2．有志の会の1次調査 ………………………………… 131
　　　3．有志の会の2次調査 ………………………………… 134

　Ⅲ．状態調査を行ってどういう変化が出てきたのか ………… 137

Ⅹ　競争社会ではない価値観の自覚化 ……………………………… 139
　　　やどかりの里メンバー・職員の状態調査　　　三石麻友美

　1．なぜ状態調査に取り組んだのか ……………………………… 140
　　　1）やどかりの里の概要 ………………………………… 140
　　　2）調査に取り組むまでの経過と決意 ………………… 140
　2．私たちはどんな状態調査を行ったか ………………………… 141
　　　1）メンバーの調査の中で際だって見えてきた特徴，
　　　　　まとめの特徴 ………………………………………… 141
　　　2）調査を行っている過程での苦しみや喜び，感動したこと 142
　　　3）職員の調査の中で際だって見えてきた特徴，
　　　　　まとめの特徴 ………………………………………… 145
　　　4）調査を行っている過程での苦しみや喜び，感動したこと 148
　3．状態調査を行ってどういう変化が出てきたか ……………… 150
　　　1）聴き手や話し手の変化 ……………………………… 150
　　　2）職場の仲間や地域住民の変化 ……………………… 150
　　　3）課題を事業化して，その後どう展開しているか …… 151

資料篇

1　高山市におけるひとり暮らし高齢者の状態調査のまとめ …… 155
2　痴呆を中心とした介護者の状態調査のまとめ ………………… 164

　おわりに　　　　　　　　　　　　　　　　　　　　　　185

　　　　　　　　　　　　　　　　　　　表紙デザイン　宗野政美

第1章

聴く・学ぶ・共感する

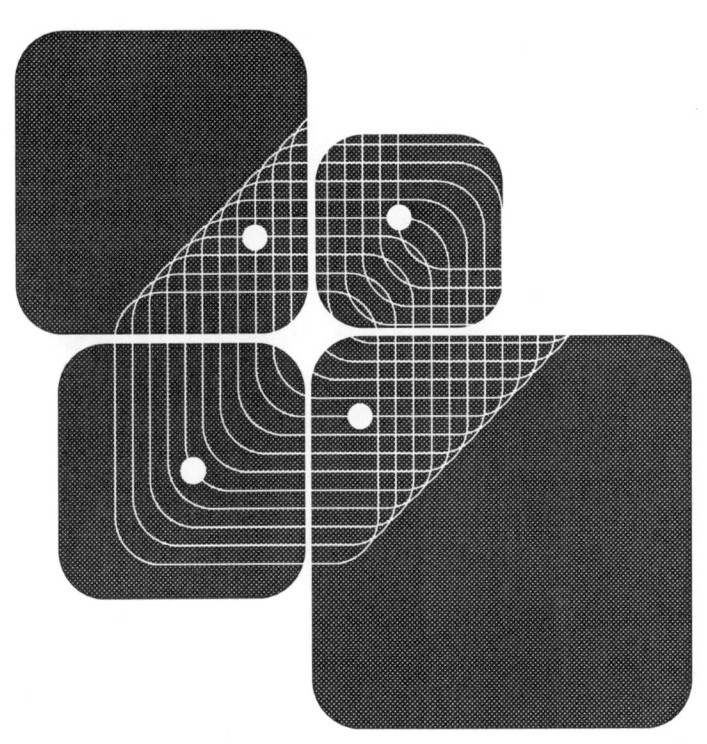

I．わたくしにとって状態調査とは何か

1．調査活動の軌跡を辿る

1）高知短大時代の調査活動

　わたくしの調査活動の歴史は，大きく分けて，1977（昭和52）年から1993（平成5）年3月までの高知短期大学時代と，1993（平成5）年7月に信州に移り住み，南信州地域問題研究所を立ち上げて以降，今日に至るまでの時代との2つの時期に画期することができるように思います．

　農協労働者といっしょに，初めて農家の状態調査（その当時は地域調査と呼んでいました）を行ったのは，高知短大に赴任する1年前の1976（昭和51）年でした．福岡県糸島郡農協で，地域農業の縮小を理由にした首切りに対抗するために農家の状態調査を行い，地域農業再生の道筋を探りました．

　幸い首切りは撤回させることができましたが，この調査をきっかけに農協労働者の調査活動が前進し，早くも1997（平成9）年には全農協労連（農協労組の全国組織）によって，『地域調査活動の手引き』が出されました．

　一方，高知短大に赴任したわたくしは，赴任した翌年から高知県の農民組合の人たちと，1年に1か所ずつ農家の状態調査を実施しました．大野見村という山村では，農家の状態調査が直接的な契機になって，革新村政が誕生しました．

　農民組合の調査と併行して，1979（昭和54）年には中村市職労が農家の状態調査を難産の末，実施することになりました．その当時高知県では，自治体労働者や農民，大学の教員などで組織していた自治体問題研究所の活動がたいへん活発で，農家の状態調査なども自治体問題研究所として取り組んでいました．

　ところで，農家の状態調査に取り組んだ中村市職労では，調査後，「自分たちは労働組合でありながら，農家の状態調査でやったように，あれほど深く組合員の要求を聴いたことがあるだろうか」という新鮮な疑問が起こり，その疑問に応えて生まれたのが，ほかでもない「労働者状態調査」です．

　かねがねわたくしは，農協労組と農家調査の取り組みを重ねてくるうちに，調査のあと，一時は農協労働者が元気になるのですが，調査で導き出された課題を実現するという運動が一向に進まないことに苦慮し，思案していましたので，中村市職労の書記長の新鮮な疑問には，率直なところ飛びつきました．

　こうして実現した労働者状態調査を農協労組の中で広めようと思い，わた

くしは『農協労働者への手紙』というパンフレットを作成しました．1981（昭和56）年のことです．しかし，最初のうちは，労働者状態調査に取り組む農協労組はありませんでしたが，やがて山口県の農協労組が取り組みはじめ，また，全農協労連の書記局の中に労働者状態調査を積極的に進める人がいたために，労働者状態調査は全国的に広がり始めました．わけても新潟県では，かなり徹底して労働者状態調査が実施されました．

　労働者状態調査に取り組み始めたころの中村市職労は，役員選挙をめぐって社会党と共産党が熾烈な闘いをくり広げていましたが，労働者状態調査が進むにしたがって，しだいに労働者の要求で団結する労働組合へと変化，発展していきました．そのころから「状態を土台にした運動」ということが合言葉になり，それにともなって行政調査，商店調査など，調査対象が多面化していきました．つまり地域・自治体づくりが始まったわけです．当然のことながら，学習活動が旺盛に行われるようになりました．

　以上のような中村市職労の労働組合運動は，県内の心ある人の耳目を集めましたが，ちょうどその頃，県の政策として山村振興の課題が大きく浮上してきました．というのも，高知県は県域の82％を森林が占める日本一の山村県ですが，第1次の過疎化期は，村に踏み止まった青年たちを中心に，それまでの自給的農業を商業的な農業に変化・発展させることによって乗り超えたものの，1985（昭和60）年の円高合意を内容とするプラザ合意以降のグローバル化の進展によって，第2次の過疎化を迎えることになったからです．

　そこで1989（平成元）年から2年間にわたって，「明日の山村道しるべ策定事業」を展開することになりました．具体的には，県の農政課山村振興班を中心にして，県内8か所の山村を調査して，山村振興政策を立案するというものです．ところが，その調査方法は，それまでわたくしたちが積み上げてきた手法を全面的に採り入れ，8か所の調査地のうち最初の調査地を中村市とし，県の職員（主に農業改良普及員）を中心にした調査団は中村調査に参加し，中村市職労の人たちといっしょに調査して，その調査方法を学ぶことになりました．

　2年間かけて実施した調査結果をその後1年間かけて整理し，「明日の山村創造事業」をまとめ上げました．

　なお，高知短大時代のもう1つの調査は，和歌山県で産直専門農協として活躍している「紀ノ川農協」といっしょに取り組んできた調査です．

　紀ノ川農協はもともとは那賀町農民組合として1976（昭和51）年に誕生し，1981（昭和56）年に和歌山県農民組合産直センターとなり，1983（昭和58）年に紀ノ川農業協同組合として再発足することになりました．その時点での組合員は377名．しかし，エリアは県下一円です．当然のことながら組合員はいくつかの町村に偏在し，そして分散していました．

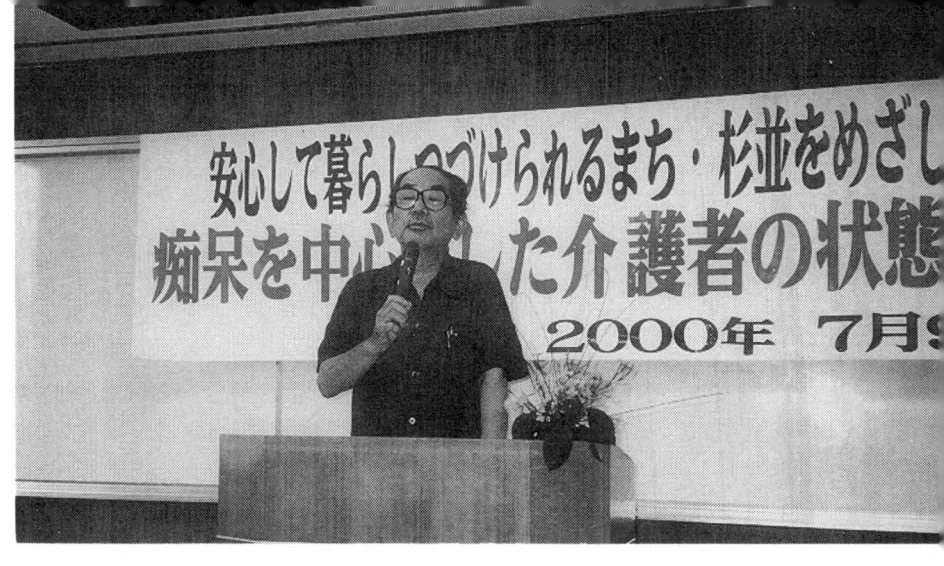

　ところが，そのような紀ノ川農協が発足した翌1984（昭和59）年から，毎年1か所ずつ5年間にわたって農家の状態調査を行い，また，その間に労働者状態調査と理事の状態調査を実施しています．

　総合農協とは異なり，組合員が分散・点在している専門農協の紀ノ川農協が，なぜ農家の状態調査に取り組んだのか……それはサークルと協同組合の違いです．サークルならば自分たちのグループだけの発展ということにとどまりますが，協同組合であれば地域に責任を持ち，組合員ではない農家も含め，地域の農業が全体として発展する中で，組合員の営農を確かなものにすることを志向します．紀ノ川農協はまさに協同組合の道を志向し，1984（昭和59）年那賀町，1985（昭和60）年粉河町，1986（昭和61）年打田町，1987（昭和62）年龍神村，1989（平成元）年美里町と，農家の状態調査を続け，それを方針に反映させてきました．

　以上が高知短大時代における状態調査活動の概略です．

2）南信州地域問題研究所における調査活動

　1993（平成5）年3月末に高知短大を定年退職したわたくしは，その年の7月末に長野県下伊那に移住し，農協労働者を始め地域住民と話し合いを重ねながら，1994（平成6）年2月に南信州地域問題研究所を立ち上げました．以降7年半が経過しますが，その間の調査活動は，高知短大時代に比較すると，かなり多様なものになりました．

　それというのも，地元下伊那のほかに，1995（平成7）年から新潟県労連と保健婦関係の調査が加わってき，さらに，中村市および中村市職労，高知県農業改良普及センターといった古巣・高知での調査活動も結構活発に行われるようになったからです．そして「やどかりの里」のメンバーやスタッフの状態調査にも参加するなど，たいへん内容豊かなものになってきました．

　とりわけ新潟県労連や保健婦関係は調査対象者が多彩です．たとえば，新潟県労連の場合は，同じように労働者状態調査といっても，市民生協や医療生協，医療関係，教師などがあり，また，市民生協や医療生協の組合員の状態調査や佐渡全島を対象にした予備調査も行いました．他方，保健婦関係で

はリハビリ参加者，痴呆性老人とその介護者，高血圧者，母子，ひとり暮らし高齢者，精神障害者など，実にさまざまです．

いずれにしても，信州に来てからの調査活動は，それまでこつこつと農家や農協労働者，自治体労働者を対象に状態を調査し，明らかにされた状態を土台に職場づくり，地域づくり，労働組合づくりを考えてきたことが，豊かに開花したような感じがします．

ところで，以上のようにいうと，何か「調査屋」のように受け取られそうですが，1つ1つの調査には学びがあり，感動があります．そして，何よりも調査は手段であって目的ではありませんから，調査の結果明らかになった状態の中には，要求も主体的な力量も，そして，対抗軸[注1]も詰め込まれており，それを土台に職場や地域や労働組合を創っていく道筋を考えていくわけですから，まさしく生きた学習です．

2．わたくしにとって状態調査とは何か

以上のように，わたくしは30年近くいろいろな職種や階層の人々，さらには各種の疾患を持つ人々の状態調査に関わってきましたが，いったいわたくしが人間として生きる上にとって状態調査は何であったのか，若干の振り返りをしてみたいと思います．

もともと1人1人の状態とは，それまでのその人の歴史に規定されながら，それぞれが置かれている職場，地域，家庭に即して，現代社会が投影されたものだと思います．

たとえば，現在日本人ならばだれしも小泉内閣の「構造改革」の影響を受けて暮らしています．だが，同じように小泉政権下で自治体に働いていても，首長の考え方によって，かなり日々の仕事の中身も，方法も変わってきます．また，自治体にどのような労働組合があるかによっても，自治体に働く労働者の仕事や労働条件は変わってきます．さらに，それぞれの地域の住民の主体的力量によっても，自治体労働者の状態は変わってきます．当然家庭も1人1人の人間の暮らし方を大きく左右するし，また，それぞれがそれまでどのように生きてきたか，つまり，その人の歴史によっても状態は大きく変わってきます．たとえば，ひとり暮らしの高齢者の状態調査をすれば，男性も女性も第2次世界大戦の影響を大きく受け，何らかのかたちでそのことが今の暮らしを規定しています．

ですから，状態調査とは調査対象者1人1人のそれまでの生きてきた歴史を学ぶとともに，職場，地域，家庭の条件に即した，極めて具体的な現代社会を学ぶことです．

しかし，一口に学ぶといっても，調査する側の力量によって学びの豊かさに違いが出てきます．だが，ここにいう力量とは，聴く能力という意味では

註1　対抗軸

資本主義社会は生産手段の所有者としての資本家と，労働力の所有者としての労働者を基本的な階級とし，そのほか農民や自営業者などを中間階層として構成されています．労働力を売って暮らしを成り立たせる労働者階級と，労働者から労働力を買って利潤をあげる資本家階級は，基本的に対抗した関係にあります．

しかし，一口に対抗関係にあるといっても，両者の力関係によって対抗の局面は変わりません．対抗軸とは，ある局面における具体的な対抗関係と理解すればよいように思います．

なく，どれだけ相手の気持になって聴けるか，ということです．

　調査したことによって，どれほどわたくしが変わったかは知る由もありませんが，もともと相手の気持を慮る（おもんばかる）などということのできないわたくしにとって，否応なしに相手の気持を配慮せざるを得ない状態調査に携わってきたことは，わたくしの人間形成に大きな意味合いを持つものといえます．

　これが，わたくしにとって状態調査とは何か，ということの第1です．

　状態調査は基本的に，職場や地域や労働組合を創り変えていくために行われるものです．保健婦による住民の状態調査では，検討課題の中で事業化の課題を導き出しますが，それは住民の健康を守るという側面では地域づくりですし，また，その事業を住民も参加して創り出していくとすれば，まさに自治体づくりといえましょう．さらに，最近の保健婦の状態調査の中には，福祉の側面もふくめ，自分たちの地域のひとり暮らしの高齢者や高齢者世帯のことは自分たちの力で守っていこう，という運動化に向けた課題を導き出しています．

　だが，今はまさに多国籍企業の要求に応えた「構造改革」が国政の中心課題です．そのため「大競争時代」に生き残りをかける多国籍企業にとって足枷となる保健や福祉は，縮小ないしは切り捨ての対象領域です．そのような時代状況の中で，国政とは対抗する事業化を提起したり，運動化を提案するというようなことが，どうしてできるのか……一口でそれを言うならば，状態調査の中で，「構造改革」というような国政に立ち向かう要求を住民が抱いており，状態調査の全体をとおして，この要求の事業化をするならば，かなり広汎な住民の合意が得られるであろうということがわかるからです．

　もちろんそれは，地域や自治体の力関係によって実現の可否が決まります．つまり，地域の中にも，自治体の中にも，政府と同じ考え方をしている人々がおり，それなりの勢力を形成しております．他方，住民の保健や福祉の要求を支持し，住民主体の地域・自治体を創り出していくことを望む勢力もあります．つまり，今地域の中にはこうした2つの考え方と2つの勢力がせめぎ合っているわけです．ですから，状態調査では地域の中でせめぎ合っている2つの勢力の状況を睨みながら，住民の要求する方向を，できるだけ多くの住民が合意できるように配慮して課題化するわけです．

　そうした意味では，状態調査は国家レベルの対抗関係をみるというよりも，国家レベルの対抗関係を，地域，職場に即して捉え，政策化するものといえましょう．したがって，「構造改革」の時代に生きる保健婦にとって，またその「構造改革」を乗り超え，住民の要求する保健や福祉ができる，新しい国づくり・地域づくりの時代に生きる保健婦にとって，住民の状態調査は不可避の課題といえましょう．

　わたくしがかなりの高齢になっても比較的に前向きに生きられるのも，以上のような内容の状態調査に携わっているからではないかと思います．

以上が，わたくしにとって状態調査とは何かということの第2のことです．

さて，わたくしにとって状態調査とは何か，ということのもう1つは，とりわけ最近になって人間と人間との関係について，わたくしの弱いところや誤った考え方が，調査の中で調査対象者（話し手）から逆照射され，これからの時代の生き方を教えられることが多いということです．

わけても強く教えられることの1つは，老夫婦の生き方の問題です．年を取るともの忘れがひどくなり，思考が鈍くなるなど，生活上必要な機能が低下してきます．だが，自分の機能の低下が気になりながらも，相手の機能の低下ばかりが目につき，ついそのことを口に出してしまいます．そんなことから長年連れ添ってきた妻との関係が，何となくぎくしゃくしてきます．つまり，老夫婦が落ち着いた暮らしを続けていくためには，若い時とは一味違う思いやりが必要なのですが，その対応ができない状況にあった時に，高齢者の状態調査はほんとうに自分の問題として受け止めました．調査の対象者が自分を映し出す鏡のように思えました．もちろん，鏡のように思えたからといって，すぐに対応ができるものではありません．第1，夫婦の関係というのは，テクニックでどうこうなるものではありませんから．自分の弱いところや誤った考え方を1つ1つ納得しながら克服していく以外にはありません．いずれにしても，わたくしはたまたま保健婦といっしょに，しかも，多様に高齢者の状態調査ができたことは，たいへん有難かったと思っています．

人間と人間との関係についてもう1つ教えられたのは，「やどかりの里」のメンバーとスタッフの2つの状態調査です．

メンバーの状態調査では，過酷な労働を続ける中で，気がついてみると発症しており，発症すれば世間から白い目で見られ，精神病院に入院すれば，今どきそんなことがあるのかと思えるほどの非人間的な扱いを受け，ようやく「やどかりの里」に辿りつき，今までとはまるで違う環境の中で，だれもがはじめて安堵の思いを味わいます．そして，自分の痛みをわかってくれる人のいることを知り，そのことを契機にして，他人の痛みが理解できる人間になっていきます．こうして「仲間」という関係が生まれ，病気とも前向きにつき合えるようになり，働きたいという要求が生まれ，その要求に沿って労働するようになり，働くことに喜びと生きがいを感じ，明日を語る人間へと発達している姿を目の当たりにして，ほんとうの「人間」に出会ったような衝撃を受けました．

調査が終わって，いつになくゆったりした想いに浸りながら，しかし，どうしたらあんなふうになれるのか，自分との違いを問い詰めていました．

続いて行われたスタッフの状態調査では，幾人かの人が，中学から高校にかけての時期に，突然母親が大酒を飲み出したり，兄が家庭内暴力を振るうようになったり，さらには，本人が学校で「いじめ」に遭ったり，というよ

うな傷を受け，そこから福祉の道を選択し，そして大学卒業後は，幾度とない曲折の末に「やどかりの里」に辿りついていることにたいへん驚きました．そして「やどかりの里」に就職してからは，節目節目でメンバーから，苦しみをまるごと受け止められるという優しさに接し，壁を乗り超えています．もとよりそこにはメンバーからの学びがありますが，何よりもメンバーとスタッフの間に「対等性の獲得」があるように思われます．スタッフの側から言えば，競争社会の中で身につけた競争的差別的な対人関係からの解放があったように思われます．

　だが，それは他人事ではありません．確かにわたくしはハンセン病患者や精神障害者，さらには原爆被爆者に対して差別の目で見る人間に対して，一面怒りを感じながらも，日常的な対人関係において，奢るか，さもなくば卑屈になる自分が存在していることを，悲しいけれども認めざるを得ません．スタッフとメンバーとの間における「対等性の獲得」は，わたくしにそうした自分を逆照射しましたが，と同時に，この対等性の獲得こそ，21世紀に創り上げる人間と人間との関係ではないか，ということを学びました．

　さし当たって，以上3つのことを述べ，わたくしにとって状態調査とは何かを，語ったことにさせていただきます．

II. これから状態調査を取り組もうとしている保健婦に向けて

1．この本に収録されている状態調査とは，どのような調査か

　ところで，わたくしが30年近く携わってきた状態調査，そしてこの本に収録されている状態調査とは，どのような調査なのでしょうか．

1）調査には2通りの考え方と2通りの方法がある

　調査には大きく分けて2通りの考え方と2通りの方法があると思います．
　2通りの考え方のうちの1つは，調査の対象者の思いや願いなどにはお構いなしに，調査する側にとって必要なことを，一方的に聞き出し，調べるという考え方です．
　「明治期の社会調査・統計調査の特徴は，官庁主導の傾向の強さにあった」（平野隆：「明治期における産業調査」，川合隆男：『近代日本社会調査史』（I），61頁，1989年11月，慶応通信KK）といわれるように，もともと日本では「お上」（政府）が「下々」（国民）のことを調べるというかたちで調査が始まりましたので，今もってこの考え方が調査の主流を占めているように思われます．

こうした考え方の調査に対して，もう1つの考え方は，調査の対象者がいちばん聞いてほしいと思っていることを何とか聞き当てよう，調査対象者が最も求めていることを何とか洞察しよう，という考え方です．

この本に収められている調査は，この考え方に基づいて行われた調査です．

次に，2通りの方法とは，どのような方法と，どのような方法があるのか……まず，そのうちの1つは設問形式による調査方法です．郵送はもちろんのこと，聞き取りにしても，設問に従って行うという方法です．わが国で行われている調査の大半はこの方法によっているものと考えられます．この方法は傾向を見るのにはたいへん適切なように思います．たとえば，ここにごみ処理場を建てようと思う場合，賛成の住民が多いか，反対の住民が多いかを見るような場合です．ただし，まちがってはならないことは，傾向を，あたかも要求であるかのように勘違いしないことです．そして，もう1つ気をつけなくてはならないことは，よほど関心の高いこと以外は，調査票がくるのを待っている住民はほとんどいないということです．だから，答えたとしても，あまり心がこもっていない場合が多いように思います．

以上のような設問形式の方法に対して，もう1つの方法は，調査票を使わず，話し合うという方法です．ただし，調査として行うのですから，話し合いを組み立てていく柱立てが必要です．この柱立ては設問とは基本的に違います．また，調査票は使いませんが，話し合いの中身については，積極的にノートを取ることが肝要です．とくに，調査対象者の生活が滲み出ているような言葉は，極力原形のまま書き記すように心がけることが大切です．

なお，「介護保障を真に住民のものにしたい杉並有志の会」（以下「杉並有志の会」）の調査では，話し合いの調査だからということで，「話し手」（調査対象者）と「聴き手」（調査する側）という言葉を創り出しました．（本書でもこの言葉を用いています）

ところで，なぜ話し合いという方法をとるかということについて，若干説明しておく必要があるように思います．

理由は2つあります．

1つは，前記のように保健婦が行う住民の状態調査の基本的な目的は，住民の要求を明らかにし，その要求に即して事業化することですが，このところ住民の要求は潜在化しているのが一般的です．したがって，設問形式ではとうてい要求を明らかにすることは不可能です．そのため話し合いという方法をとるのですが，しかし，話し合いの方法をとったからといって，いきなり要求が顕在化するわけではありません．「最も求めているものは何か」ということを，つねに念頭に置きながら話し合いを深め，そうして話し合った内容を総括することによって，「どうやら，みんなが求めているのは，こういうところではないか」を洞察するわけです．今要求というのは，そのくらいつかみ難くなっているように思われます．

もう1つの理由は，調査の申し入れをした場合，住民の大多数は「できることならば断りたい」と思っています．だが，その一方で「心の内にあるほんとうの思いを聴いてほしい」とも思っています．つまり，両極の思いを抱いているわけです．ですから，調査する側にとって必要なことだけを，設問形式で聞くとすれば，仮に聞き取りに行ったとしても，「早く帰ってほしい」と，心を閉じたままでの調査になりがちです．

　ところが，話し合いという方法によって，しかも「最も求めているもの」を探し当てていくような話し合いになれば，もう一方の極にある「聴いてほしい」という思いに触れ，心を開きながらの話し合いになります．もちろん，いつもいつもそううまくいくとは限りませんが，ともあれ，この本に収められている調査の報告は，すべて話し合いという方法によったものです．

2）話し手が最も求めていることを聴くにはどうするか

（1）調査とはどのようなことか
　調査には2通りの考え方と2通りの方法があることは一応理解したとしても，話し手が最も聴いてほしいことや，最も求めていることを，では，どのように聴き出すのか……実はそのことこそ状態調査の核心なのですが，まず調査に臨む基本的な姿勢として，「調査とは聴くこと，学ぶこと，共感すること」であるということを，しっかり腹の中に収めておく必要があると思います．

　調査とは，言うまでもなく聴くことなのですが，往々にして起こることは，たとえば，保健婦の場合ならば，話し手の言うことが，教室や問診などで指導したようになっていない時に，「それは違うよ」というような，相手の意見を否定するようなことを言ってしまうことです．

　「やどかりの里」のあるスタッフが，「エンジュ」という食事サービスセンターの休憩室で，「やどかりの里」の代表電話を取っているときに，エンジュ直通の電話が鳴り出しました．そこには4～5人のメンバーがいたのですが，だれも電話を取ろうとしません．そこで，そのスタッフは「何でだれも電話を取ろうとしないの」とどなってしまいました．ところが，そのあとよく話し合ってみると，「メンバーが電話を取ってはいけないものだと思っていた」ことがわかり，そのスタッフは「職員がやることと思わせる環境を作っていたんだな」と反省します．

　調査での話し合いの中で，指導したこととは違うことを話し手がやっていたとしても，落ち度はつねに相手側にあるとは限らないわけです．指導する保健婦の側に落ち度があることもあり得るわけです．わたくしは，もともと同じ人間同士で，指導する者，される者という関係のあり方をあまり好みませんが，それはともかく，「聴く」ためには，何よりも謙虚さが大切です．もっと適切な言葉を使えば，聴き手に「学ぶ」という姿勢がないと，ほんとうに聴くことはできないように思います．

やはり，状態調査で第1の禁物は，「その人のことならだいたい知っている」という思い上がりです．そして，第2の禁物は，聴き手にとって都合のいい答えを故意に引き出すために，誘導尋問することです．

聴き手に学ぶという姿勢になっておれば，聴き手，話し手の年齢に関係なく，話し手の話への感動がわき起こり，聴き手が感動することによって，話し手との間に感動が共有され，話し手は心を開きます．

以上のことが，この状態調査にとって最も核心になるところだと思います．

調査とは，もう1つ，話し手にとってはもちろんのこと，聴き手にとっても，自分の生きてきた歴史を総括することです．かつて，全農協労連のある書記長は「この調査は，話し手と聴き手の生き方の照らし合いだ」と言い，また，「やどかりの里」の三石さんは，「聴き手になるとつねに『あなたは』と，話し手から問い返されている感じがする」と言っていますが，それは話し手と聴き手が，相互に自分を総括し合っているからだと思います．高山市の母子の状態調査では，「まとめ」が終わって数日後，調査の中で出てきた「今回の調査をとおして気になること」の1つとして出された「住民と健康センターとの間にある距離感」について，調査団全員が自主的に集まり，そのことについての自分の思いを出し合いました．つまり，聴き手側の組織的な総括をしたわけです．

このように見てくると，この状態調査には，「調査」という言葉では表現しきれないものがあるように思われ，今までに何人かの人から，そういう指摘を受けてきました．事実，わたくしも「調査」という言葉に代わるいい言葉がないか探してきましたが，現在のところまだ見つかっておりません．しかし，強いて言えば「相互発達に向けた生きた学習」のような気がします．その証拠に，聴き手も話し手も調査をとおして変化し，発達しますから．

さて，話し合いを組み立てる柱立てについては，先にも多少触れましたが，より具体的には，本書に収録された報告の中で，何人かの方が，どのような柱立てをしたかについて述べていますので省略します．ただ1つ，いささかくどいようですが，話し合いの柱立ては決して"聞き取り"項目ではないということです．

2．なぜ，今このような状態調査が必要か

1995（平成7）年以降，保健婦が積み上げてきた状態調査の実体が，基本的に以上のような内容のものとして理解されたとして，では，なぜ今このような状態調査が保健婦にとって必要なのか，ということについて考えてみたいと思います．

1）労働と暮らし，地域がまるごと見える訪問を行うために

　状態調査を終えて，まず最初に保健婦の口から出る言葉は，「わたくしたちは今まで訪問で，いったい何を聞いてきたんだろうか．結局，疾患のことだけしか聞いていなかったな」ということです．

　もともと自治体に働く保健婦は，住民の暮らしをまるごと捉えることをモットーにし，実践してきました．しかし，保健所法に替わって地域保健法が制定され（1994年），続いて介護保険法（1997年）が成立するという，保健衛生をめぐる政策の変化のもとで，母子事業に見られるように，保健所から市町村に業務が移管され，したがって市町村の保健衛生業務が増える中で，介護保険関係に保健婦がとられるなど，保健衛生関係の保健婦の人数が減っています．その上，一向に役立ちそうにもない調査が国からくることが増え，日常の業務がめっぽう忙しくなっています．

　また，機構の変化に伴って仕事を進める仕組みが変わり，上からの統合が強まっています．いわゆるトップダウン方式です．しかも，重視しなくてはならないことは，「健康日本21」に見られるように，人間を疾患ごと，部分ごとに見ていくことが，国の方針として出されていることです．その結果，仕事そのものが疾患別になってきています．

　このような保健衛生をめぐる政策や機構や仕事の進め方などの変化が重なった結果，訪問の回数が減り，1回当たりの訪問時間が短縮するという事態を招くことになり，さらに，仕事の仕組みの変化も加わって，心ならずも保健婦にとって必要なことだけを聞くことが常態化してきています．そうした状態が，調査をとおして改めて浮き彫りになり，保健婦たちは胸を痛めながら，今の自分たちの仕事ぶりに対する振り返りが，前記のような感想になっているように思われます．

　長野県の八ヶ岳山麓に南牧村という高原野菜の産地があります．この村は隣の川上村と並んで，レタス，キャベツ，白菜の日本有数の産地で，たとえば2000（平成12）年度の南牧農協の野菜栽培農家1戸当たりの野菜の販売額は2,122万円にのぼっています．

　ところが，これだけの野菜を生産し，収穫し，出荷するための農繁期の農民の労働は，30～40歳代の働き盛りでは1日12時間にも達し，朝3時ごろに起きるのが普通になっています．女性はその上に家事労働が加重されますが，とても対応できず，朝食，昼食は外食弁当に頼る農家が増えています．また，かつてはおやつは自家製の漬物におにぎりなどでしたが，今は菓子パンに缶コーヒーといった状態です．

　以上のような過酷な農業労働の結果，男性は30～40歳代で腰痛を訴えるものが多く，女性は中腰の収穫作業が多いために，腰痛に加え，手のしびれや手足の痛み，首，肩の凝りの症状を訴える者が増えています．

健康を害するのは大人ばかりか，子供たちも食事の関係で，体重の増え方が少ない子供や，反対に過食のために肥満児も増えています．（菊地智子：「農業労働者とその家族の取り組み」；『保健婦雑誌』1897年7月号）

さて，問題は，こうした状態の時に，たとえば，腰痛のことだけを聞いてきて，腰痛教室の開設という対応に終わったら，どういうことになるでしょうか．腰痛という症状は過酷な農業労働の結果ですから，農業という労働の状態を捉え，睡眠や食事という暮らしの状態を捉えなくては，腰痛に対する対策は出てこないように思います．ですから，南牧村では2001年の秋から2002年の冬にかけて，保健婦たちで組織している「健康研究会」（1973年発足）と農協女性部のメンバーが中心になって，農業と暮らしと健康の状態を調査することにしています．

いや，このように書くと，南牧村で行う状態調査が特別に総合的な調査のように受けとられそうですが，1995年以降，保健婦が取り組んできた20ケース余の調査は，いずれも労働と暮らしをまるごと捉えたものばかりです．ただ，農家を対象にした調査は大変珍しいし，そのうえわかりやすいので紹介したわけです．

ともあれ，疾患だけに歪曲された訪問を本来の姿に戻していくためにも，今保健婦にとって状態調査はかなり重要な課題といえるでしょう．

2）住民との新たな関係づくりに向けて

訪問が疾患だけに限られるだけでも，住民からは「最近の保健婦はせっかく来てくれても，わたしの聞いてほしいと思うことは聞いてくれない」といった不満が出てきます．

この本の中では高橋さんが，東京都特別区の保健婦の状態調査について書いていますので，詳しくはそちらを見ていただきたいと思いますが，すでにD区では，「元気な軽い痴呆は老人保健係が担当し，重度の痴呆は予防係の地区担当保健婦が受け持つことになったり，高齢者を症状で区切っていく現象が現われています」と言っています．

さらに恐しいことはE区で起こっていることです．E区ではかなり早い時期に，区役所の中に老人福祉課が新設され，1996（平成8）年には老人福祉課は高齢者部に格上げされるとともに，高齢者の相談が保健所から高齢者部に移管されました．そのうえ高齢者部では，かなり人目を引くような仕事をするようになりました．そのために「保健所の保健婦の気持の中に，目に見えるような仕事をしていかなくてはという思いが募り，その結果，保健婦の気持の中にも専任制がいいのではないかという思いが出てきたことと，上からの指示もあり，試行的という形で専任制が敷かれました」ということになっていっているのです．

わたくしはこの中の「目に見えるような仕事をしていかなくてはという思いが募ってきた」という保健婦の気持が，とてもよくわかるのと同時に，と

ても気になるのです.

　自治体問題研究所の池上洋通さんが,いつか関東甲信越の保健婦のつどいの記念講演の中で,「保健婦が専門職であるということは,何もしなくてもいいということだ.保健婦が専門職であるということは,住民の心の襞(ひだ)の中に保健婦がいるということだ」というような意味のことを話されたことを記憶しております.

　高知県の農業改良普及員も「目に見えるような仕事」を強制されていますが,ある改良普及員は「知事の目に見えるような仕事をしていたら,農民から要らないと言われてしまう」と言っています.

　やはり,保健婦が上司の目に見えるような仕事ということに気が向くようになると,住民から要らないと言われてしまうように思います.いや,今進められている「構造改革」は金のかかる保健衛生事業を縮小し,保健婦をリストラするために,目に見える仕事を強要しているように思われます.

　では,保健婦はどのようにすればよいのか……池上さんは「住民の心の襞の中に保健婦がいることだ」と指摘され,わたくしも確かにそのとおりだと思いますが,今の保健婦が,今のままの仕事ぶりで,住民の心の襞の中に存在する保健婦になれるのでしょうか.

　断っておきますが,現状をみる限り,保健婦は住民に信頼されていないというようなことは決してありません.2000(平成12)年12月に実施した新潟県六日町の「70代のひとり暮らしの状態調査」においても,また2001(平成13)年7月に行われた岐阜県高山市の「母子の状態調査」においても,保健婦の訪問を待ち望む声が何人かの住民から聞かれました.だが,「住民の心の襞の中にいる保健婦」ということになると,果たして……という思いがします.いや,わたくしの率直な思いを言えば,「検診に行くといる保健婦」とか,「××教室に行くと会える保健婦」という存在状態ではないかと思います.

　この壁を打ち破るには,桑原さんも書いているように,住民の暮らしぶりや思いをよく聴き,ひとり暮らしの老人だけではなく,母子も脳血管障害者も,また痴呆の人と介護者も精神障害者と家族も,住民と保健婦が「問題と課題を共有」することではないかと思います.これこそ住民との新たな関係づくりではないかと思います.状態調査は新たな関係づくりの第一歩だと思います.

3）すでに自治体として状態調査ができない自治体で働く保健婦はどうするか

　ところが,保健婦の思いとしては,状態調査をやりたいと思っても,すでに自治体というよりは国の政策遂行機関(行政機関)になっているような場合は,よほどのことがない限り,自治体として状態調査を行うことが不可能に近いと言えるし,そういう自治体で働いている保健婦はどうすればよいか……もちろん,今までに状態調査を実施している所でも,調査のための予算

を捻出するのにたいへんな苦労をしていると思います．「偶然話のわかる上司だったので」というような場合も多々あったように思います．しかし，そうした偶然や苦労があるにせよ，何とか今の段階ならば状態調査が可能な自治体と，九分九厘可能性のない自治体とがあるように思われます．問題は，後者のような自治体に働く保健婦は，どうすれば状態調査を実施することができるか，ということです．

　1つの教訓は，三浦さんが書いているように，「杉並有志の会」のような実践です．つまり，杉並区内で長年活動を続けている「杉並・老後を良くする会」のような住民組織や，民医連などと共同して状態調査を実施する方法です．

　実を言えば，わたくしはこれからの状態調査や住民との新たな関係づくりの取り組みは，「杉並有志の会」の方向が本命になるのではないかと思っています．

　というのも，彼我の力関係の現状から言えば，「構造改革」はその是非とは別に，ある程度進むものと予測せざるを得ないし，市町村の広域合併も進むものと思わざるを得ないように思います．いずれにしても，自治体の枠の中で状態調査を取り組んでいける幅は狭まっていくものと思われます．

　だが，その一方で，「構造改革」による被害者の数は増大の一途を辿ることも間違いないように思います．とすれば，大切なことは，そうした被害者たちとつながりの持てる保健婦になるかどうかだろうと思います．わたくしは，そうした行動を起こす時の保健婦が，何かの組織に参加しているか，あるいは個人の立場か，などということは一向に考えなくてもよいように思います．少くとも，21世紀の世の中づくりは，人間がありのまま大切にされるかどうか，というような大きな対抗関係の中で，人間をありのまま大切にしたいと思う人たちが，それこそ自由に，だれの指示を受けるでもなく，世の中づくりに参加していく時代になるだろうと思います．

　ですから，今すぐそうなるというのではなく，今からそのような視点で地域住民の動きを捉え，自治体の枠から外れたところに身を置きながら，住民とのつながりを多様に創っていく必要があるように思います．なかでも保育園の保育士や各種障害者の施設に働く人々と利用者，高齢者の施設に働く人々や利用者などとのつながりをつけていくことが必要だと思います．

　もちろん，少しがんばれば状態調査が実施できるような自治体を，大切に守っていくことはいうまでもないことです．たとえば，わたくしの住んでいる長野県高森町の教育委員会では，2002（平成14）年から始まる小・中学校の週休2日制に備えて，土曜日をどのようにするかということで，「ふれあいスクール」の開設を検討していますが，それにしても親と子供の状態を知らないで開設するのはまずいということになり，2002（平成14）年の始めに親と子供の状態調査を実施することになりました．このように，一方では自治体としてがんばる自治体も現われています．

3．では状態調査をどのように組み立てていくか

　自治体として状態調査に取り組もうが，住民と共同して状態調査に取り組もうが，状態調査の組み立て方には変わりはありません．以下，順を追って見ていくことにしましょう．

1）まず状態調査について学習

　まず最初に取り組むことは，状態調査についての学習です．
　自治体職員や保健婦の頭の中にある調査というのは，その大半が設問形式の調査だと思います．話し合いによる調査というのは，ほとんど未知の状態と言ってもよいように思います．したがって，学習して，話し合いによる調査について，しっかり腹の中に収めることがスタートです．
　また，「自治体に働く保健婦のつどい」の状態調査の分科会に参加して，実践報告などを聞いて，「うちでもぜひやってみよう」と思う人が毎年何人か現われるのですが，職場に帰って同僚や上司にどう説明するか，だれしも悩むところです．調査を成功させるためには，調査団の少なくとも半数くらいは「まだよくわからないところもあるが，今までのアンケート調査では，結局のところ何をやっていいかわからないから，やってみようよ」という気持になる必要があります．
　また，大切にしなくてはならない「疑問」がいくつかあります．この調査方法で，ほとんど共通して出される疑問は，「20人や25人程度の人の話を聴いて，全体のことがわかるのか」ということです．今日本で生活している人ならば，「構造改革」のことについて，知っていようがいまいが，暮らしの中には「構造改革」の影響がもろに出ています．したがって，前記のような姿勢や思いで話し手と深い話し合いをすれば，普遍性を持った言葉が必ず聴けます．しかも，同じ市町村の住民を対象にした調査ならば，同じ「構造改革」も，地域に即した姿で話し手から聴けますから，たいへんリアリティのある普遍性ということができます．だからこそ報告集会では，まったく調査に関わらなかった人にも共感が広がっていくのです．
　ともあれ，いくつかの疑問を出し合いなから，状態調査の勘所（かんどころ）を腹の中に収める学習が状態調査の出発点です．

2）大切な事前の段取り

　学習の次は事前の段取りです．調査はよく段取り半分，調査半分と言われます．ですから，段取りがきちんとできれば，調査は半分成功したことになります．
　事前の段取りは，調査団（聴き手）の編成と調査対象者（話し手）の確定

です．

(1) 調査団（聴き手）の編成

　特別な場合を除いて，調査団は5班ないし6班で編成します．2人で1班を編成しますから，基本的に5班編成ならば10人，6班編成ならば12人の調査団ということになります．

　理想的な調査団の姿は，10人なり12人の調査団員全員が調査の全日程に参加できることです．調査の日程はのちに詳しく説明しますが，通常3日半です．ですから，3日半を通して全員が参加できれば，最も理想的な調査団と言えます．

　しかし，現実には10人の調査団をそろえること自体容易なことではありません．3日半の日程の構成は，1日目の半日は話し合いを組み立てる柱立ての確認と調査日程や班編成の確認です．2日目と3日目は調査，4日目はまとめとなっていますが，1日目の半日と最後のまとめは，極力全員が参加するように努力する必要があります．

　そこで問題は，2日目と3日目の調査に，2日間は参加できないが，1日だったらできるという人が当然出てきます．やはり1日でも参加したほうがよいと思いますので，そうした人も参加して調査団を編成しますが，ここで気をつけなくてはならないことは，5班編成だったら最低5人，6班編成でしたら6人は，必ず全日程参加できる聴き手を確保することです．まとめのところでも言いますが，5班編成で1日午前と午後各1人ずつ調査するとすれば，2日間で20人の話し手から聴くことになります．1班当たりにすると話し手は4人です．自分が聴いた4人の話し手のことは，責任を持って「まとめ」の中に入れなくてはなりません．ですから，ある話し手の所に行った2人が，2人ともまとめの時にいないということになると，その話し手の言葉はまとめの中にまったく入らないということになってしまいます．だから，全日程参加できる調査団員を最低5人ないしは6人は確保しなくてはならない，ということになります．

(2) 調査対象者（話し手）の確定

　すでに調査団の編成のところで触れていますが，5班編成で2日間とも午前，午後調査すれば，20人の話し手を確保しなくてはなりません．6班編成ならば24人です．ただし，時と場合によって，2日目は午前中だけとすれば，話し手は18人になります．いずれにしても，話し手は決められた日時に家にいていただかなくてはなりませんから，話し手の確保もなかなかたいへんです．

　調査対象者が，たとえば，リハビリ参加者というように，保健婦が日常的に関わりのある場合はともかく，長野県青木村の調査のように，退職後5年以内の人を対象にするような場合は，日常的に保健婦としてあまり関わりがないために，話し手の確保に相当苦労します．

さて、以上のようにして話し手と聴き手が確定したら、だれが、いつ、だれから聴くか、という一覧表を作成しなくてはなりません．つまり、聴き手別、話し手別の日程表です．

1日目の話し合いの柱立ての確認と調査日程の確認の時には、この日程表を提出して議論するわけです．

3）いよいよ調査

話し手と聴き手が決まり、その組み合わせが確定すれば、次はいよいよ調査です．

そのスタンダードを示すならば、午前と午後の2回、各2時間ずつ行います．時刻を入れて表現するならば、午前中は9時から11時まで調査を行い、センターに帰ってきて、話し手1人当たりにつき15分前後で、2時間かけて聴いてきたことを報告します．報告は何よりも、報告を聞く側にとって、「ああ、そういう暮らしぶりをしている人なんだ」と、イメージが持てるような報告をすることが大切です．聴いてきたことを全部しゃべろうということになると報告がだらだらと長くなり、聞いている側にとってはたいへん迷惑なことです．いずれにしても、5班編成ならば5人の人が報告すれば1時間15分です．昼食もとって13時30分には次の調査を始めなくてはなりません．しかも、センターから話し手の家までの往き帰りの時間もかかるわけですから、15分という報告時間は厳守しなくてはなりません．特別のことがない限り、15分あれば報告は十分できるものです．

時間を厳守するのは報告時間だけではなく、調査時間も厳守しなくてはいけません．よくあることは、時間がきても柱立てを全部聴いていない時はどうするかということですが、途中までしか聴いていなくても、時間がきたら打ち切るようにすることが大切です．

何度も言うように、話し合いを組み立てるための柱立てで、聞き取り項目ではないから、仮に1つの班が全部聞けなくても、調査団全体でフォローしていくことになります．

調査をする前は「2時間も話をしてもらえるだろうか」とだれしも心配しますが、いざ調査をはじめると2時間ではとても足りないというのが実状です．とりわけ、後半は話し手が心を開き、どうしても話したいことがふつふつとわき起こってきますから、それを振り切って帰るというのが、実はとてもたいへんです．

こうして、調査と報告を1日2回くり返し、それを2日間行います．

4）2日間かけて聴いたことを、まる1日かけてまとめる（総括会議）

まとめとは、調査団が2日間かけて、20人ないしは24人から聴いたこと

を1つにまとめあげることですが，そのためには，やはりまとめの柱立てが必要です．論文で言うならば章別編成です．

　この状態調査の中で一番難しいのは，まとめの柱立てのように思います．まとめとは，言葉を換えれば「総括」ですから，2日間で10人の調査団が聴いてきたことが，だいたいにおいて漏れなく入り込んでいなくてはなりません．

　しかも，調査にはそれぞれ「顔」があります．同じ「ひとり暮らしの高齢者」の状態調査をやっても，10ケースやれば，まとめは10色です．それは先程からも言うように，たとえば，「構造改革」という国の政策も，調査では地域と話し手の条件を濾過して出てきます．だから，話し合いによる状態調査はリアリティがあるわけです．

　では，どのようにしてまとめの柱立てを作り上げるのか，ということですが，言葉として言うならば，調査団が聴いてきたことのエッセンスは，調査が終わるたびに報告しますから，それをノートしておき，2日間の調査が終わったところで，そのノートを読み返してみれば，概略どのような調査だったかはわかるわけです．

　現状は，わたくしが2日目の調査のあと，宿舎に帰って柱立ての案を作り，まとめの日の朝みんなで検討するようにしていますが，すでに保健婦の中には2回ないしは3回の調査を経験している人がいますので，十分まとめの柱立てを作り上げる力量を備えていると思います．

　ところで，まとめの柱立てを作るためには，調査全体が視野に入っていなくてはなりません．調査の全体を視野に入れるためには，1日目の学習と打ち合わせの時にも，調査団全員の気分がどういう状態にあるかを見る必要があります．当然のことながら，2日目の調査以降は聴き手の報告を聞きながら，調査がどのように進行しているか，どんな点が弱いかを見ていかなくてはなりません．つまり，そういう積み重ねが，2日目の調査が終わってノートを整理すると，ほぼ調査の全体が視野に入り，柱立てが出来上がったところでは調査の輪郭くらいは見える状態になるわけです．

　柱立てが確定したら，柱立てに沿って話し手から聴いてきたことを，話し手が語った言葉をできるだけ活かしながら文章化して，発言していきます．調査団のリーダーはそれを書きとっていきます．**資料**として，高山市のひとり暮らし高齢者の状態調査のまとめと，東京・杉並区の痴呆を中心とした介護者の状態調査のまとめを掲載してありますが，それは聴き手の発言を書きとったものです．聴き手の発言といっても調査団の仲間から意見も出るし，それをみんなで討議しながら，まとめあげたものと言ったほうが正確です．深い話し合いが行われていないと，総括会議の日の発言がどうしても少なくなります．総括会議はそうした意味で，1人1人の聴き手の総括でもあるわけです．

4．住民と問題と課題を共有する報告集会

　状態調査の締めくくりは報告集会です．

　報告集会は調査団が話し手の生活を通して語られた言葉を，総括という客観化に向けた関門を乗り超えて作成した報告書を，話し手として調査に参加した人はもちろんのこと，調査にはまったく参加しなかった人も含め，広範な人々に報告するものです．

　話し手から聴いてきたことが普遍性のあるものであれば，当然報告は集会に参加した人々の胸に響き，共感は広がっていきます．ですから，報告集会は調査の成否を試すものでもあるわけです．そうした意味で，報告集会は調査の締めくくりですが，それと同時に，調査から導き出された課題を多くの住民が共有し，保健衛生の事業に住民が参加し，ともに運動を担っていく出発点でもあります．この本の中に収められた報告の中には，報告集会の模様がいきいきと書かれたものが何篇かあります．

Ⅲ．今まで保健婦が取り組んできた状態調査の若干のまとめと，これからの保健婦

1．保健婦が取り組んできた状態調査の若干のまとめ

1）保健婦による状態調査の取り組みの経過

　保健婦が話し合いという手法で状態調査に取り組んだ第1号は，1995（平成7）年に新潟県小千谷市の保健婦が取り組んだ機能訓練事業参加者の状態調査です．詳しくは阿部さんの報告を読んでいただきたいと思いますが，いずれにしても「農業と食料と農村」の分科会で，急きょ農家を対象にした状態調査の報告をしてほしいということになり，わたくしの地元の高森町の農村女性の状態調査と，新潟市大江山の朝市に出店している農家の状態調査を報告しました．分科会には小千谷市から3人の保健婦が参加しており，わたくしの報告が終わったとたんに，「これだっ」と大声をあげ，そしてその日の夜のうちに調査を実施することを決め，自分たちで，まさに自己流に状態調査を始めてしまいました．

　わたくしにしてみたら，どこからか突風が吹いてきた感じで驚いていましたが，保健婦としては状態調査の経験がまったくない時代に，自分たちだけで調査したわけですから，創意もあった代わりに我流もあったように見受けます．だが，それよりも何よりも，小千谷市の保健婦はこの調査を契機にたいへん元気になりました．そうした小千谷市の保健婦の元気な姿を見て，「自分の所でも取り組もう」というところが出てきて，**表1**に見るように，

この7年間で,「やどかりの里」を含めて27ケースの状態調査が取り組まれました.「自治体に働く保健婦のつどい」の分科会の名前も変わり,「状態調査の分科会」になりました.
　以下,保健婦による状態調査の取り組みの変化・発展を,若干跡づけてみることにしましょう.

2）調査主体（聴き手）の広がり

　まず何よりも変化・発展したことの1つは,調査主体が広がってきたことです.
　たとえば,大分県真玉町の調査では,町民課の保健婦は2人だけですから,保健婦だけではとても調査はできません．そこで,町民課から係長を含めて5名,ホームヘルパー2名,在宅介護支援センター2名,宇佐高田保健所から2名という幅広い構成になっています．
　このように,保健婦以外のいろいろな部署から,いろいろな分野の人が参加して調査団を編成しているのは,真玉町のほかにも武蔵町（大分県）,六日町（新潟県）,高山市（岐阜県）（母子調査）などで同じように行われています．

表1　保健婦による状態調査の取り組み

1995年度	新潟・小千谷市	機能訓練事業参加者
	東京・調布市	健康教育・訪問指導対象者
1996年度	新潟・小千谷市	保健・福祉関係職員の状態調査
	熊本・天水町	在宅痴呆高齢者・介護者
	東京・足立区	健康づくり事業参加者
	新潟・津南町	リハビリ参加者
1997年度	岐阜・高山市	ひとりぐらしの高齢者
	東京・杉並区	機能訓練通所者・地域リハビリ自主グループとボランティア
	新潟・新発田市	高血圧者
	熊本・西保健所	痴呆性高齢者・介護者
1998年度	東京・杉並区	高齢者
	東京・大田区	母子
1999年度	長野・青木村	退職者（60～65歳）
	大分・真玉町	ひとりぐらし高齢者（前期）
	東京・杉並区	痴呆を中心とした介護者
	東京都特別区保健婦会	保健婦の状態調査
	東京・練馬区	精神障害者と家族
	大分・武蔵町	ひとりぐらしの男性高齢者
	埼玉・やどかりの里	メンバーの状態調査
2000年度	長野・日義村	精神障害者と家族
	新潟・六日町	70代のひとりぐらし
	大分・国東保健所	高齢者（自立～介護度Ⅱ）（フィールド国見町）
	埼玉・やどかりの里	スタッフの状態調査
2001年度	岐阜・高山市	母子
	大分・日田玖珠保健所	糖尿病ハイリスク者（フィールド天瀬町）

次に，長野県青木村では上小地区（上田市・小県郡）の保健婦（士）会の成人部会のメンバーで調査団を編成し，青木村をフィールドにして実施しました．介護保険法施行後，青木村の保健衛生担当の保健婦は1人です．青木村のこの経験は，町や村に保健婦が1人か2人しかいなくても，ブロックの保健婦が参加できる条件があれば，状態調査が可能だという教訓になりました．

　その後，長野県日義村でも同じように，木曽郡の北部3か村の保健婦が中心になり，あと郡内の何人かの有志が参加して調査を実施しています．

　青木村や日義村とは違いますが，東京都・特別区保健婦・保健士会特別区部会でも保健婦の状態調査を実施しています．本来的にと言うと，ちょっと言い過ぎかもしれませんが，同じ状態調査でも，保健婦自体の状態調査を自治体レベルで実施することはそうとう難しいことです．長年農協や自治体の労働者状態調査を実施してきましたが，すべて実施主体は労働組合です．

　そのように考えると，小千谷市の保健婦やホームヘルパーを始めとする職員の状態調査は，健康センターと社会福祉協議会が実施主体になっていますが，これは例外中の例外といえましょう．それだけに，この調査の実施に当たっては，調査を中心的に担った人は，そうとう苦労されたことと思います．

　わたくしは今，保健婦の状態調査がほんとうに必要だと思っています．できることならば，労働組合を実施主体として，保健婦の状態調査が実施されることを期待しております．それが難しい時にはブロックの保健婦会で実施するとか，知恵を出し合ってみる必要があるように思います．

　一方，東京都杉並区では，前記のように区内の住民組織や民主団体と共同して，高齢者や痴呆を中心とした介護者の状態調査を実施しています．

　このように，わずか7年間ですが，保健婦はいろいろと創意・工夫を凝らして状態調査の実現に努めてきました．以上に見るような調査主体の広がりはその具体的な現われです．

3）状態調査に取り組んだことで，保健婦の仕事に対する姿勢や思いがどのように変わったか

　状態調査を取り組んだところで，押しなべて共通して出てきている変化は，やはり訪問の問い直しのように思います．保健婦は訪問をとおして住民との関係づくりをしていくのですから，調査を契機に訪問が見直されることは，とても大きなことだと思います．

　ただし，訪問の問い直しということだけに留まっていると，調査の本来の役割から乖離（かいり）する可能性があるように思います．

　先にも言ったように，調査は手段であって目的ではないということです．ですから，保健婦が状態調査をするのは，住民の状態を科学的に捉え，要求を事業化することではないかと思います．しかも，時代は住民が行政に参加

することを求めています．そのために前記のように報告集会を開き，住民が抱えている問題と，その問題を解決していく課題を，保健婦と住民との間で，また，自治体と住民との間で共有していく必要があります．

そのような視角で，この7年間の保健婦の取り組みを見ると，高山市における「ひとり暮らしの高齢者」の状態調査は，発展を画する最初の画期のように思います．

高山市の調査以降は，特別の場合を除いて，課題を析出し，報告集会を開くというパターンが定着してきたように思います．

もう1つの画期は真玉町（大分県）の調査のように思われます．

真玉町の調査では，声かけボランティアの声かけが，ひとり暮らしの高齢者をたいへん励ましていることが調査の中で明らかになりました．ところが，声かけボランティアとひとり暮らしの高齢者の関係は1対1の関係です．したがって，1対1の関係以外に，校区単位くらいで，ボランティアではない人も含めて，集団で年に2回くらい話し合ったり，遊んだりする機会を設けてはどうか，という提案を調査団として行いました．

真玉町の調査は1999（平成11）年12月，報告集会は2000（平成12）年3月でしたが，報告集会で調査のまとめを聞いた上真玉地域の声かけボランティア集団（つくしの会）の会長は，校区内の交流・研修会を開催することを考え，11月には交流・研修会が実現しました．保健婦に相談はしたけれども，基本的には「つくしの会」の自主的な集会です．

このように，調査によって導き出された課題を自治体が進めるという側面だけではなく，住民としてもその課題の実現に向けて参加していくという，運動化の動きが出てきたのが真玉町調査です．

それ以降の調査のまとめを見ると，日義村にしても，六日町にしても，半ば研修として実施した練馬区にしても，各地各様の運動化を志向しているように思われます．

2．これからの保健婦の課題を考える

状態調査として基本的にやるべきことは，以上見たきたように，7年の間にほぼ出そろったように思います．したがって，あとは内容をどう豊かにするかですが，しかし，これからの保健婦活動として避けて通れないのは「構造改革」の問題です．

1985（昭和60）年の円高合意（プラザ合意）を境目にして，日本経済の再生産構造が，輸出主導型から多国籍企業型に転換し始めました．それに伴って財界の要求も輸出主導型から多国籍企業型に変わってきました．今小泉内閣が進めようとしている「構造改革」は，多国籍企業型に変わった財界の要求に全面的に応えようとするものです．

「構造改革」は小泉内閣にとっては国政の中心課題ですから，否応なく都道府県・市町村をとおって実現されます．自治体に働く保健婦にとっては避

けようにも避けられないことです．

　ところで，多国籍企業型の財界の要求というのは，よく言われるように，「剥き出しの資本主義」[註2)]ということです．それに対して，さし当たってのわたくしたちの要求は，「ルールのある資本主義」ということだと思います．つまり，「剥き出しの資本主義」の道か，それとも「ルールのある資本主義」の道か，ということが当面の争点ということになります．

　とすれば，そこらあたりを射程において，いろいろなことを考えていくことになりますが，そのために第1にわたくしたちがやらなくてはならないことは，社会の発展の動向を科学的に捉えるための「学習」です．

　せっかく状態調査に取り組んでも，社会の発展の動向を科学的に捉える力量がないと，調査によって明らかにされた状態が，今の社会の発展の中で，どういう意味を持つものなのかがわからなくなってしまいます．最近わたくしは，調査によって出てきた状態を，社会の発展とか，対抗軸に照らして読みとる力量がないために，「猫に小判」といった場面に出くわすことがしばしばあります．

　もう1つの課題は，保健婦の状態調査活動も，前記のように，地域づくりに向けた運動というところまで到達しました．これからは地域のそうした動きを捉えて，地域づくりの運動の創り手になっていくことが求められているように思います．

　このように，これからの保健婦は，保健衛生に関する力量に加えて，社会発展の動きや対抗軸を科学的に見極める力量と，運動の創り手になる力量が求められてきたように思われます．

　それは新しい時代の到来を告げる具体的な時代の要請のように思われます．

註2　剥き出しの資本主義

「剥き出しの資本主義」という言葉は，内橋克人氏が『世界』の1998（平成10）年2月号に掲載された「日本経済，大転換のとき」という論文の中で「現代の資本主義にたいする認識」を表現するために編み出した言葉です．

　内橋氏がこの言葉に込めた内実は，たとえば「働くことが成長につながらない．その上，長年築き上げたものが，あっという間に奪われてしまう」とか，「全世界がアメリカのサブシステム」といったことです．

　だが，今日の状況を踏まえて言うならば，国内の農産物が外国の農産物に比べて価格が高いために，国内の農業を重視する人は，労働者の賃金が高くなり，したがって国内の農業を切り捨て，国民の食料は安い外国の農産物に依存する，その結果環境や国民経済が破壊されても，多国籍企業が生き残るためには止むを得ない，といった今の日本の資本主義は，やはり「剥き出しの資本主義」といえるように思います．

　そのほか，国民の健康を守るという大切な課題を極端に縮小したり，また，公教育に対する予算を大幅に削り，多国籍企業にとって即戦力になるような「教育の禎線化」といったことも，多国籍企業の生き残りの姿を「剥き出し」にしたものといえましょう．

第2章

生活・労働・健康の総合的アプローチ

状態調査の実践10例

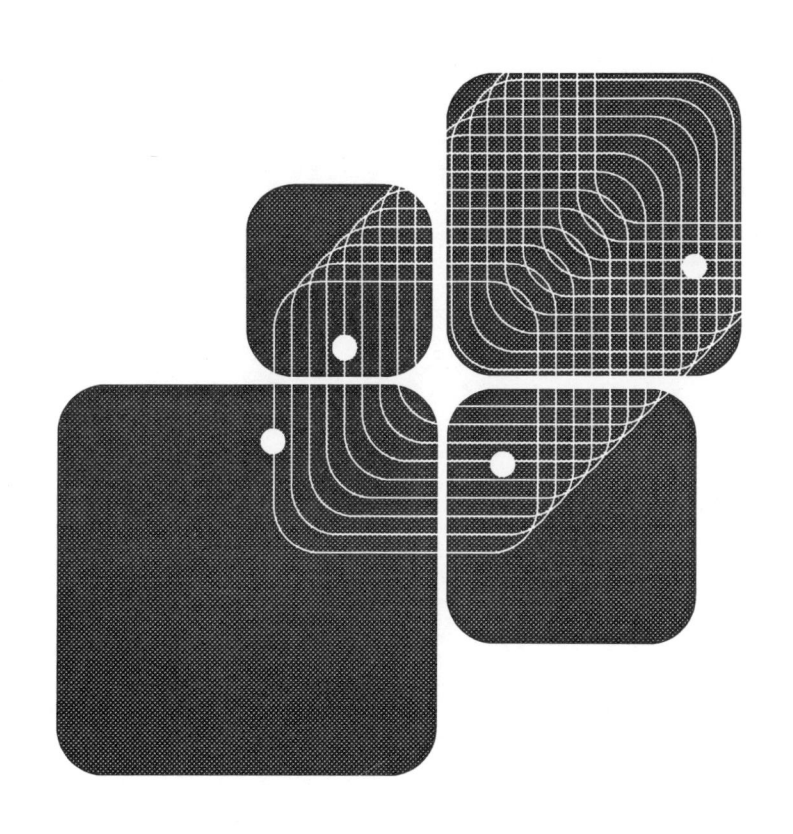

I 校区単位でボランティア-グループが自主的な集会を

ひとり暮らし前期高齢者の状態調査

伊南冨士子（大分県真玉町）

真玉町の概況

　真玉町は国東半島の西部に位置し，東は緑あふれる山々に接し，西は干潟の広がる海を望む，仏教文化を今に残す自然に恵まれた町です．

　人口は4,222人，世帯は1,490世帯，65歳以上人口が1,499人で高齢化率35.5％です．このうち，在宅で寝たきりの高齢者は21人と年々減少気味ですが，ひとり暮らし高齢者は269人と増加傾向にあり，高齢者のみの世帯も増加しており，年々核家族化が進み，町の中心部から遠くなるにつれ，廃屋が目立つようになってきています．

　本町ではこうした，過疎化・少子化・高齢化の課題に対し，観光拠点の整備，道路や生活排水の整備，宅地分譲，さらに高齢者総合福祉センターを整備し（平成11年），そこを拠点にした高齢者福祉の充実に力を注いでいるところです．

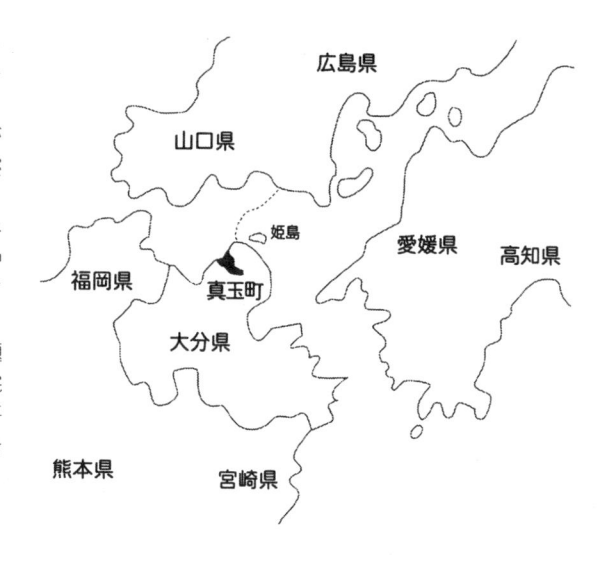

調査のまとめも終盤
調査団にもやっと笑顔が……

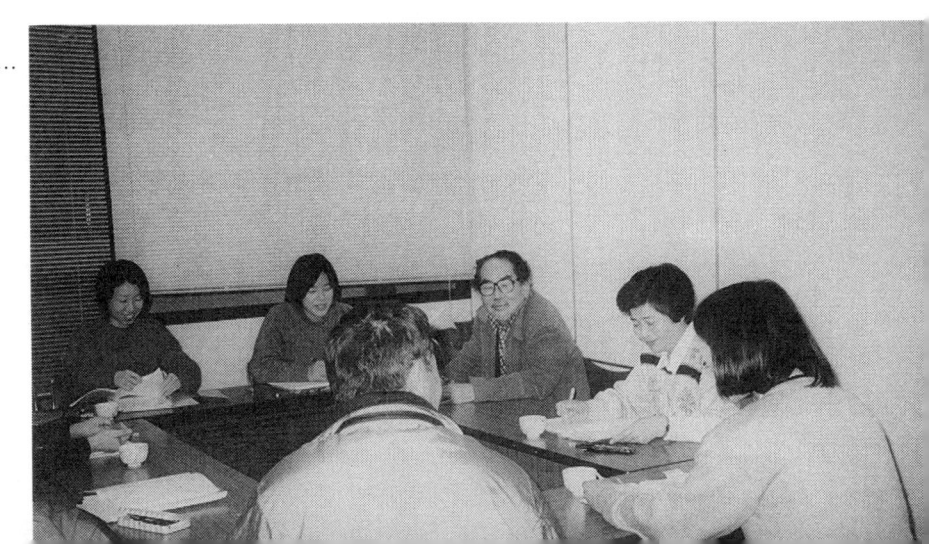

1. なぜ状態調査に取り組んだか

　　　　　　　　　　真玉町では早くから高齢化が進み，私が就職した当初（約20年前）は高齢化率が大分県下で1位を占め，内外の注目を浴びてきました．（現在は県下で10位）当然のことながら，そのころから高齢者の福祉施策は町の重点課題になっており，保健部門でも健康相談や高齢者向けの事業にかなり力を注いできました．

　そのような状況の中で，1995（平成7）年ごろから，ひとり暮らしの方が亡くなった翌日発見されたり，病気で寝ついているところを近所の人が発見するなどの社会的な問題が起こり始めました．このことを機に，「心配していたことが起こった」ということで，行政を中心に関係者間ではひとり暮らし高齢者の対策を切実な課題と捉え，本腰を入れて協議し始めました．このような問題が2度と起こらないように，また，当事者が安心して暮らせるようにと，町では緊急電話の設置や，民生委員の定期的訪問，老人クラブによる友愛訪問等のいっそうの充実をお願いして回りました．関係者が集まると「さらに手だてはないか」と必ずこの話題が出るようになりました．そのような中にあって，保健婦も日々の活動をしながらひとり暮らしの方のことが頭の中から離れないようになってきていたのです．

　「肝心の当事者の方々，とりわけひとり暮らしの方々はどんな思いで暮らしておられるのだろう，いろいろな不安を抱えているだろう」「現在の施策はどれくらい生かされているのだろう」「地域で生き生きと暮らしていくために，何を必要としているのだろう」「私たちにできることは何だろう」という思いがつのり始め，高齢者の方々の健康状態や生活上のことで不安に思っていることを，直接聞く機会を持ちたいと保健婦は考えていました．

　折しも，介護保険の導入に備え，65歳以上の方々の福祉面の需要をアンケートによって調査することになり，「この時」とばかり，兼ねてからの自分の思いを福祉担当者に伝えたところ，必要性を受け止めてもらい，念願だった高齢者の健康や生活状況等の調査もあわせて行うことができました．その結果，特にひとり暮らし高齢者はより多くの不安を抱えていることが明らかになったのです．それは，

　「長年住み慣れた地域を離れたくない．そのために健康でいることを大切に考え，また，緊急時の対応をどうするのかなど，ひとり暮らしのために強く不安を感じている．近所の人を頼りにしている」

ということでした．これらの結果をいろいろな場を通じて，関係者や住民の方々に報告しました．また，結果を基にその後健康教室を開催したり，住民による声かけボランティアなどの施策が開始されました．その動きはひじょうに早く，行政がこんなふうに住民のニーズに即対応していくなんて，すごいなあと思うほどでした．

　しかし一方で，「アンケートだけでものを言うのは少し弱いな．もっと困っ

ていることがあるのではないか．大事なことが把握できていないのではないか」という不安があり，「もっと生の声を聴く必要があるのではないか」という思いが保健婦の気持の中で膨らみ始めてきました．

　ちょうどこのころ，『さるす』（公衆衛生ジャーナル・季刊・やどかり出版）で鈴木先生の状態調査に出会ったのです．幾度となく読み，「これだ」と確信し，1999（平成11）年1月に開催された「自治体に働く保健婦のつどい」で鈴木先生の分科会に参加することにしました．すでに調査した仲間の切実な思いと取り組みが報告され，「この調査をぜひ仲間といっしょにやりたい」という思いがいっそう募り，その場で先生に支援の内諾を得て，帰ってさっそく仲間や上司に相談しました．思いや調査の必要性をうまくみんなに伝えられるだろうかと気をもみましたが，心配していたほど厚い障壁もなく，実施に向けて動けるようになったのです．「だめでもともと」と思いつつも，今回は何とかやりたい，という強い思いからでしょうか．われながら驚くほどのエネルギーを発揮して説明しました．加えて，職場でも必要な課題だったことも大きかったと思います．みんなが，特に福祉課長や担当者が，「ひとり暮らしの方が安心して住める」ための具体的な対策を講じなければ，と思っていた時期でした．

2．対象者の選定と調査団の編成

　対象者はひとり暮らしの前期高齢者で，保健・福祉サービスのいずれかを受けている人から20名を選びました．その理由は，①　保健婦の発案・企画で行えるようになった調査なので，予防の視点を十分に取り入れ，自分たちの保健活動に生きる調査にするためには，高齢者の中でも前期に絞って考えたい，②　また，今後活動を深めていくためには，どうしても福祉部門の仲間（社会福祉協議会所属の保健婦・ケアマネージャー・ヘルパー）や，事務関係者たちといい関係で仕事を深めていく必要がある，そして，③　「住民がどんな状況にいて，何を望んでいるのか」を，常にきちんと見ていく視点を関係者間で共有し，そのことを大切にして活動したり，事業に取り組んでいくことが，住民に対してよりいっそう生きたサービスにつながるし，介護保険が開始されれば，なおのこと大切にしていきたい，というような願いもあって，保健・福祉サービス双方の利用者リストから選びました．

　調査団は，前述①の理由から，町保健婦・看護婦・保健所保健婦，②の理由から，社会福祉協議会（以後「社協」）所属のヘルパー・保健婦・介護支援専門員，そして担当課長・福祉担当者の合計12名に依頼しました．調査時期が年末の押し迫ったころだったので，当初，社協関係者から「趣旨はわかるけど，こんなあわただしい時期だから……」と快い返事をもらえず，寸前になって「できるのだろうか」と不安にもなりましたが，断念するわけにはいきません．保健婦は「介護保険導入前にぜひやる必要がある」ことを訴え，課長と相談して社協関係者が加わりやすいよう配慮（時間外手当等）をして

いき，どうにか念願のチームで調査に臨むことになりました．

3．私たちはどんな状態調査を行ってきたか

　今回の調査によって，先のアンケート結果で大枠としてつかめたことが，より具体的に明らかにされました．真玉町の高齢者の特徴をまとめていくと，20名の方々の生活や気持ちがひしひしと伝わり，切なくなってきました．しかも，この特徴は他のひとり暮らし高齢者の方々にも共通しているのです．

1）調査の中で際だって見えてきた特徴

　① 対象者の選び方そのものがそうなっていることもあるが，20人中疾患のないのは1人で，ほとんどの人が疾患とつき合いながら暮らしている．
　② 「健康でないと，ここに1人ではいられないから」という言葉を数名の方からいただいたが，そのような意識から食生活に気をつけたり，毎日体操や運動を取り入れたりして，疾患を抱えながらも，健康維持に精いっぱい努力している．
　③ 食材については自分で野菜を作り，自分の分だけでなく，友人や近くの人にあげたり，また，もらったりしている．野菜を作ることが仲間との関係づくりにもなり，楽しみにもなっている．
　④ 入浴や掃除，洗濯は努力してやっている．リウマチ等で重いものが持てない方でも，多少無理をして，だれにも頼まずに工夫して，自分でやっており，人に迷惑をかけたくないという意識の強いことを感じた．
　⑤ 1人ではあっても，朝きちんと起きて，自分なりに計画を立てて1日を暮らしている．
　⑥ 収入の範囲で家計を賄うなど，金銭管理もきちんとしている．しかし，現状から見ると，介護保険サービスを受けるようになると厳しくなりそうである．
　⑦ サービスの利用も少ない→他人に迷惑はかけられないという気持ちが見られる→周りの人や友達とのつき合いはそれなりにあるが，その範囲にとどまっている．したがって，それからはみ出たようなことが起こると，「困ること」になっている．（例）びんのふたは開けてもらうが，戸がはずれたり，瓦が1枚飛ぶようなことがあっても，近所の人には頼めず，身内が来るまで我慢している．

2）まとめの特徴

　以上のような真玉町におけるひとり暮らしの状態から，今後の取り組みを住民の立場と行政の立場の両方から整理しました．私にとって，この整理は斬新でした．と同時にすっきりとし，自分たち（行政）だけですべてしない

といけない，という気負いがあったんだ，ということに気づき，肩の力が少し抜けたような気がしました．住民，行政それぞれの立場からまとめられた内容は以下の通りです．

（1）真玉町の住民として
　①　今回の調査の中でも，声かけボランティアの方たちの声かけが，ひとり暮らしの老人に大きな励ましを与えていることが明らかになった．したがって，そうした声かけをいっそう強めていくとともに，声かけボランティアとひとり暮らしの老人が，1対1という関係だけではなく，ブロック単位（4校区）で，集団で話し合ったり遊んだりする日を，年に2回くらい設けてはどうだろうか．
　②　これからはどうしても男性のボランティアが必要になってきている．したがって，退職した男性を中心にしたボランティア集団を，ブロック単位（校区単位）に作ってはどうだろうか．

（2）自治体として
　①　福祉バスの運行について検討すること．（路線バス以外の所では交通の便がないので，買い物やさまざまな用事をだれかに頼んでおり，不便を感じていました）
　②　給食サービスについては多くの住民が合意し，要望に沿ったものにするために再度検討すること．（給食サービスについては，前回の高齢者需要調査の結果，需要が高かったため，実施を前向きに検討していましたが，今回の調査で，身体状況等を十分考慮した内容にしていく必要があることがわかり，安易に進めてはいけないことが確認されました）

4．状態調査を行ってどういう変化が出てきたか

　①　専門職間の気持ちが通じ合い，連携がスムーズになってきた
　「いい仕事をしたい，そのためには，まず（少ない）保健婦や看護婦・ヘルパー等の気持ち，視点にずれをなくしたい」―このことは一番大切に思ってきたことですが，気になるケースのことをすぐ連絡し合い，「その人にできる一番大切なことは何だろう」という話がじっくりできるようになりました．また，最近では日ごろ仕事でぶつかったことや悩みも自然と出し合えるようになり，住民を中心にともに喜び合い，高め合い，そして悩みを相談し合える関係になってきたように思います．何よりもうれしい収穫です．
　②　しっかり・じっくりと聴く訪問や相談活動になってきた
　「相手の方の訴えや話をじっくり聴く」ことの大切さを身体で学びましたが，その後，訪問はもとより，その他の相談活動においても，その学びがしっかりと生きていて，報告し合う時にも，関わった住民の方1人1人のことをじっくりと語り合えるようになりました．

③ 福祉や社会福祉協議会の動きが具体的になってきた

具体的な課題が提起され，当事者の方から生の声が上がってきたため，その課題をきちんと受け止め，課題を正面に据えて具体的に検討し，協議する場を持つようになりました．

④ 他人との関係を拒むという側面を持ちながら，自分だけでがんばっていた話し手のKさんやAさんたちが心を開き，福祉サービスを受け入れるようになるなど，調査の話し手が変わってきた．

日課のほとんどを腹膜透析に使っているKさんは，「食材は，娘が2～3日に1回買ってきてくれるので間に合っている．でも，掃除機が持てないので思うように掃除ができないことが一番困っている」と話してくださいました．話の中で，ホームヘルプサービスの紹介をし，勧めたところ，利用するようになりました．

また，Aさんは「だれの世話にもならん」と拒否していたのですが，調査終了後，在宅介護支援センターの訪問で，やはりヘルプサービスを利用し始めています．

そのほかにも，Yさん（男性）は「ご飯だけ炊き，後はスーパーで惣菜を購入する」ということでしたが，報告集会の翌月から，男性料理教室に参加し始めるなど，調査終了後，サービスを利用したり，周りの人と関わりを持つようになってきていることは大きな成果です．

⑤ 地域住民の方の動き

・声かけボランティアの方々がますますやる気になってきた

これまで「自分たちが声かけをしてどんな意味があるのか」と疑問を持ちながら活動をしていた会員さんもいましたが，報告集会に参加して，「声かけボランティアの人たちが『どうかえ』と声をかけてくれるのがうれしい，楽しみです」という当事者からの生の声を聞いて，「自分たちを頼りにしてくれているんだということがわかり，これまで安否の確認だけで終わっていたが，時間がある時は話を聞いてあげるようになったり，いっしょにお茶を飲んだりするようになった」等の報告をしてくださる方も出てきました．私たちも，声かけボランティアの会の存在が地域に根ざしつつあることがわかり，この会を作ってよかったと意を強くしました．

・校区単位で集いを開く地域が出てきた

調査終了後，「できるところから始めよう」と思い，皮切りに校区交流会の開催を声かけボランティアの会（つくしの会）に持ちかけてみたところ，報告集会に熱心に参加していた会長さんはその場で賛同してくださり，つくしの会が中心になり，校区交流会を実施することになりました．「この会ならいずれやれそうだ」という確信はあったものの，実現までのスムーズな展開には内心驚いてしまいました．企画は会長さんと私が中心に行い，準備のほうは報告集会に参加していたメンバーが，おもてなしの食事づくりに腕を振るうことになり，みんなで協議しながら当日を迎えました．

当日は区長さんや社会福祉協議会，保健所，役場担当課長に参加してもら

い，ひとり暮らしの方々と歓談し，心のこもった手づくりの食事に舌鼓を打ち，とても和やかな2時間あまりを過ごしました．締めくくりは鈴木先生に「自分たちの地域は自分たちで守る」と題して，調査の振り返りと全国の動き，そしてこれから地域を大切に守っていこうという内容のお話をしていただきましたが，最後に，

「自分たちで暮らしやすい地域にしていこう．そのために地域が力をつけていくことが大切．このような集まりを大事に続けていこう」
と暖かい激励のメッセージをいただいたことがみんなの心に染みました．
　会の終わりに感想をお聞きしたところ，ひとり暮らし男性から，
「地域の役目などに出るのが辛い，もう，ひとり暮らしは限界かと考えることもたびたびある．でも，このような会を開いていただき，とてもうれしい．これでまたがんばれる」
区長さんからは，
「手づくりの団子汁をこうやってみんなで囲むなんて終戦以来のことで，感動している．この集まりを持ってくれた方々に感謝します．ぜひ続けてほしい．今度は花見の時期に集まるというのも考えてみてはどうか」
という前向きな発言があり，企画してよかったと心から思いました．この交流会は今後も継続していきそうな雰囲気です．
　この会を終えた後，会長さんや役員さんたちと手を取り合って喜びました．この時の感動は，これまでの行政主導の事業では味わったことのないものでした．

5．課題を事業化して，その後どう展開しているか

① 男性ボランティアの必要性を受け止め，社会福祉協議会を中心に取り組むことになり，検討を重ねています．当初は「実際どれくらい必要としてくれるのか．ボランティアをしてくれる人がいるだろうか」などと心配していたようですが，つい最近本腰になり，賛同してくれる方々に集まっていただき，会を発足させる段階にきています．多くの方々が気軽に相談できる会になることを願うものです．

② 給食サービスについては，事前に塩分やカロリーを考慮することを委託業者にお願いして実施の運びとなりました．本調査の対象者中3名が給食サービスを利用していますが，薄味で高齢者向きのメニューだと好評で供給が間に合わず，待機中の人がいるようです．

③ 福祉バスの運行についてはまだまだ実現に向けた動きはなく，社協や現場の方から「まだか」と不満の声も上がってきています．これは町内のはずれに住み，車のない人や乗れない人にとってほんとうに必要な施策であり，今後も機会を捉えて，住民の方とともに提言していこうと思っています．

④ ブロック別の集まりの大切さを今回の調査から確信しました．つくしの会（声かけボランティアの会）の今後の取り組みにいっしょに加わり，さ

らに，他の地域でもその動きがあるようなので，その地域の条件や住民の気分に合った取り組みを，地域の方々といっしょに考え，やれるところから実施していきたいと思っています．

⑤　保健事業ではひとり暮らし高齢者健康教室等を，中央ではなく，小地区単位で実施していこうと目下準備中ですが，本来の予防活動としてしっかりと企画し，実施していくつもりです．

　長年高齢者対策に関わってきましたが，今回の調査で主体的にやるべきことが整理されたように思います．調査終了直後は達成感や充実感等の感動でいっぱいでしたが，時間の経過とともに，報告書を見ながらゆっくり・じっくりと思い起こし，日々の活動や事業の振り返りをするようになりました．

　これまでさまざまな事業を実施してきた中で，どれだけ住民の声を反映できていたのでしょうか．今回の調査をとおして，その姿勢が表面的だったことに気づかされました．言い換えれば今回の調査は，「相手の話をよく聴く」という意味を体で覚えることができた貴重な機会でした．こんなに腰を据えて住民の思いや暮らしを聴いたのは初めてです．調査対象者の方々には，それまでも訪問や相談をお受けするなど，わりと顔馴染みになっている方も多かったのですが，今回調査をして，その人の生きざまを聴かせていただき，やっと近くに歩み寄っていけた気がします．

　この調査を仲間と取り組めたこと，そして，調査によって得られた課題は，いつも頭のどこかに大切に生きていて，機会あるごとに話題にしていますが，これからも地域や関係者に提言していき，長い目で系統的な事業を，仲間とともに取り組んでいきたいと思います．

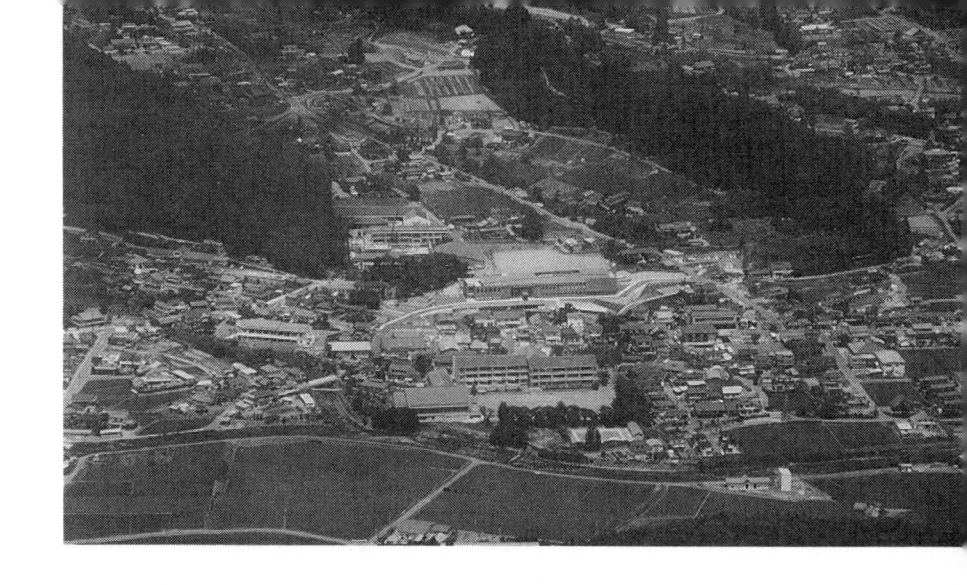

青木村の概況

　本村は美しい山々に囲まれた農山村です．小県郡の西端，上田市から西方約12kmに位置し，東西約8km，南北約10.4km．南に夫神岳（1,250m），北に子檀嶺岳（1,223m），西には十観山（1,284m）がそびえています．幾本かの清純な川が村に潤いを与えています．浦野川は村のほぼ中央を東に流れ，その間，阿鳥川，田沢川，湯川，沓掛川が合流して千曲川に注いでいます．これらの河川の谷平野，扇状地などに12地区が散在し，複雑な地形をしています．標高はおおむね500～850m．段丘傾斜地が多く，平坦地は少ない地形です．村の面積の約8割は山林で，その他は，水田，花卉，果樹，菌茸類等の農業が行われています．気象は内陸性気候で，降水量は極めて少なく，夏季はしばしば干害となります．また気温の較差は大きく，夏は30℃以上にもなり，逆に冬は－10℃以下になることもあります．村内からは縄文時代の遺跡が出土し，古くから人が定住していた．歴史ある村であることが伺えます．

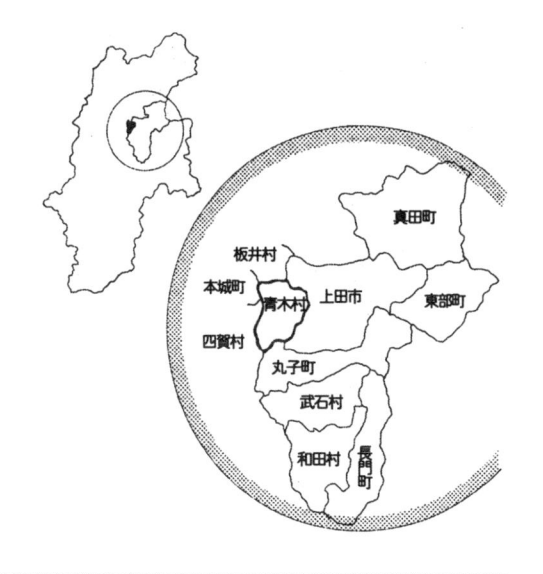

II 上小保健婦（士）会成人保健部会が青木村をフィールドに退職者の状態調査を

　　　宮澤　章子　（長野県青木村）

1．なぜ状態調査に取り組んだのか

　1997（平成9）年8月，自治体に働く保健婦のつどい（関東・甲信越のつどい）の案内の中で，「生活調査の手法を学ぼう〜住民の生活と地域をまるごととらえるために〜」と題した基礎講座に目に留まりました．そのころ私は仕事に対して次のような思いを抱いていました．
- 地域が抱える健康問題は何か．地域が見えにくくなってきた．
- 住民に求められている事業をしているのだろうか．
- 事業の広がりがない．どこに焦点を当てていけばよいのか．

そんな時だったので私はこのテーマに惹かれ，この分科会に参加してみようと思いました．

　分科会に参加して，初めて「状態調査」という調査があることを知りました．今まで行ってきた調査とはあまりにも違うことが多かったので，理解するのに時間がかかりました．「20人ぐらいの人の意見で全体を反映できるのか」「相手の思いを聴くことができるのかな」という疑問もありました．フロアから調査を終えての体験が話され，「訪問が変わった」「元気をもらった」「住民が身近に感じられた」と若い保健婦がはつらつと発言する姿が印象的でした．私の気持ちも「やれるのかなあ」から「やってみたい」へと変わりました．

　しかし，保健婦2人，栄養士1人の本村の態勢では調査団の結成は厳しく，上小保健婦会の部会で取り組むことができないものかと考えました．

　上田市・小県郡内の保健所や市町村・企業に勤務する保健婦は，上小保健婦会に所属し，月1回研修会を開催しています．その中で公衆衛生・母子・成人・老人・精神・産業と6つの部会に分かれ，テーマを掲げ，2年間をひと区切りとして取り組む部会の活動をしています．市町村の枠を超えて情報交換の場となったり，上小地域共通の問題や方向性を検討するための貴重な場として捉えられており，私は成人保健部会に所属していました．

　ちょうど1998（平成10）年度からの2年間の活動に向けて，取り組みの課題を模索している時でした．私は思い切って状態調査について話してみました．メンバーも同様の思いを抱えながら仕事をしていたことがわかり，私と同じように関心を持ってくれました．そして，学習会を兼ね，1998（平成10）年7月の定例研修会に鈴木先生をお招きし，「状態調査の考え方と進め方〜住民の生活を視るために〜」と題して講演会を開催しました．なぜ今改めて調査活動なのか，どんな調査をするのか，どのように調査を進めていくのか等，調査の意義から方法まで一連の流れに沿っての講演でした．この時の学びがその後も私たち成人部会のメンバーの抱える思いと重なり，調査の実施へとつながっていったように思います．私は状態調査についてやってみたいという思いが膨らんでくるのに，一方では「ほんとうにできるのだろうか」という不安も感じ続けていました．つどいの時に，

「どこまで準備が整ったら調査をすることができるのでしょうか」と鈴木先生にお聞きしました．先生は私の迷いを受け止めてくださり，
「すべてが整ってからと思っていたらいつまで経っても実行できない．だいたいの条件ができたらやってみることだね．タイミングもあるよ」
とおっしゃいました．私はこのアドバイスに意を強くし，自分の中での迷いも消えました．実施のためには事業費の確保が必要です．年度途中でしたので，時期的には早くても来年度実施することを考えました．以前部会で取り組んだ退職者医療のことを思い出しました．私たちは企業で働く「産業保健部会」と合同で研究を進めていました．退職された方の健康管理について，企業と市町村との連携のあり方を学ぶというテーマでした．その情報収集の中で，国民健康保険の退職者医療の加入者の医療費が伸びているということを知りました．

村の国保係の係長は保健婦の上司でもあるということから，日ごろから国保事業や保健事業は連携を取りながら仕事をしていました．この現象は今どうなのかと係長に聞いてみました．私たちが問題として捉えていた頃に比べると，退職者医療費の伸び率は横這いでしたが，今後増加することも考えられるとのことでした．合わせて全体の状況についても聞いてみると，1997（平成9）年の状況では，本村の国民健康保険の被保険者数は1,539人で，加入率は全人口の30.3％でした．年齢の内訳は一般（0〜64歳）が約49％，退職者（65〜69歳）が約17％，老人（70歳以上）が34％でした．国民健康保険の医療費は総額で年々増えてきていました．三者を比較して見ると，総額では老人，一般，退職の順でしたが，1人当たりの医療費で見ると老人，退職，一般の順となりました．退職者医療の加入者は一般の方の半分です．しかし，1人当たりの医療費は一般より高いのです．年齢により病気の罹患率が高くなることを考慮する必要はありますが，これは病気の重症化を表してはいないだろうか思いました．データを見ていくと，退職によって一線を退かれ，家に入られた方が，入院されたり手術を受けられています．小さな村（本村は人口約5,000人）ではそのような方が2，3人と出ると，医療費はすぐに大きく伸びてしまいます．国保財政の厳しさは本村に限ったことではないと思いますが，退職者に対して予防面を含めた検討が必要な課題だと感じました．

折しもそのころ，介護保険の施行まで1年あまりのところにきていました．退職者が近いうちに第1号被保険者に移行していくわけですから，元気な高齢者を1人でも多く，元気でいられる時期を少しでも長く，できるだけ要介護者を出さないようにすることが，介護保険財政の運用においても大切です．そのためには60歳代前半からの健康づくりについて何か取り組みが必要ではないか，と考えました．

さらに，村では保健センターの建設が決まり，計画が始まっていました．ここを住民の健康づくりの拠点として活用していきたいという思いから，その具体的な方法を検討していました．

私は退職者医療費の伸びを押さえること，介護予防のための事業として何かできないか，そして，その結果から保健センターの活用について，何か具体的につかめないかという思いを，同僚の保健婦・栄養士や上司に伝えました．そしてそれをつかむために，この状態調査に取り組んでみたいと思っていることを相談しました．『さるす』の特集を読んでもらったり，つどいでの学習を伝えました．幸い同僚や上司の理解が得られ，調査のための予算もとることができました．こうして60〜64歳の国保の退職者医療対象者に対して調査を行うことになりました．成人保健部会でもこの調査への取り組みを決め，それぞれが所属する市町村の上司の方々にも理解をしていただき，本村をフィールドにして調査を行うことが実現することになりました．1月末のことでした．

2．私たちはどんな調査を行ったか

　調査日は1999（平成11）年7月2，3日と決まりました．調査団を構成するメンバーも成人保健部会に所属する保健婦12人に栄養士1人に加え，住民福祉課の課長と係長も参加することになりました．最終的には6班の編成となり，参加者は延べ16人になりました．
　4月22日に青木村役場で学習会を開催しました．調査団のメンバーが顔をそろえ，調査の考え方，方法，調査の時間，報告の方法，実施に当たっての注意等，細部にわたって打ち合わせをしました．「自分が聞きたいことを聞くのではない．相手が聴いてほしいと思うことを聴いて来る」「誘導尋問はしない」「2人で訪問する」等，今まで日常的に行っていた訪問とは違うという感じがお互いに伝わり合い，調査団が1つの目標に向かって動き始めました．
　学習会終了後具体的な対象者の選定に入りました．調査団のメンバーからは「意見を持っていて話してくれそうな人，話し好きな人」「地区を分散したほうがいいよね」とか「性別は男女半々」「職業もいろいろの人がいたほうがいい」「家族構成も偏りないように」といった意見が出されました．60〜64歳の方で退職者医療の被保険者は200人です．メンバーの注文に頭を痛めながらリストを見ていきました．幸いほとんどの方は名前と顔が一致しましたし，面識のある方も多かったので，メンバーからの意見を基に地区ごとに検討し，その方の顔を思い浮かべながら選定を進めました．何人かのお宅にうかがってお願いしたところ，皆さんはいずれもたいへん好意的に受け止めてくださり，協力していただけるといういい感触を得て，ひと安心しました．始めは選定までは1人でお願いに歩くことを考えていましたが，今後の調査へのつながりも考え，途中から係長，栄養士，後輩の保健婦にもお願いに歩いてもらうよう依頼しました．
　皆の思いが通じて24人（男性11人，女性13人）の話し手が決まったのは調査の2週間前のことでした．その時の私のノートには「24人決定，感謝!!」

という記録が残っています．この時のうれしさと安堵感は忘れられません．

3．状態調査を行ってどういう変化が出てきたのか

　　7月1日の午後半日かけての打ち合わせで，鈴木先生は
「今までは話し手からこんな話が出てくるかな，と考えることができた．今回の調査では，果たしてどんなまとめになっていくのか私にもわからないけれど，みんなでがんばりましょう」
と前置きされ，① 退職した後に体に変調が起こる．そのことで自分の健康に気づくきっかけになる，② 介護保険の施行が目前に迫っている，という2つの点から考えても，今この方たちを対象に，この調査を行うことは非常にタイムリーである，と話されました．
　　続いて，調査に当たっての姿勢等についても再確認しました．
　　① 聴き手と話し手が同じ土俵に立つこと．
　　② 限られた時間の中で，頭の中に柱立てを入れて聴いて来ること．
　　③ 調査が終わってからの集合時間は厳守すること．
　　④ 報告は15分以内ですること．その人の人となりがうかがえるような報告にすること．
　　さらに「聴くこと，学ぶこと，共感すること」という調査の姿勢も教えていただきました．
　　お話を聴くに当たっての柱立ては次のとおりです．
　　① 家族構成員の労働と暮らし
　　② 退職するまでの仕事について
　　③ 退職後の仕事について
　　④ 今の暮らしの状態
　　⑤ これからのこと
　　⑥ 行政に対して望むこと
　　7月2日，初めての訪問ではたいへん緊張しました．「時間が余ったらどうしよう．2時間も話が続くのかナ」「どんなお話を聞かせてもらえるだろうか」調査前にはそんなことを考える一方で，まだ完全に頭に入っていない柱立てを確認するのに一所懸命でした．実際，初めは時計が気になりましたが，少しずつ聴くことにも慣れてくると，時間の流れがあまり気にならなくなりました．話し手の方がそれぞれ歩んでこられた人生について語ってくださり，ほんとうに重い歴史のあることを痛感しました．また，そんな大切なことを，私たちを信頼して話してくださったということに，私は感動していました．6班がそれぞれ貴重な話を聴き，センターへ帰って来ます．いつもと違う訪問に気を遣い，たくさんの思いを抱え，みんな疲れた表情で帰ってきます．しかし，報告が始まり，その人の生きざまに驚いたり，感動し，話し手の方の思いを皆で共有していくうちに，徐々に一体感のようなものが生まれてきたように感じました．

まとめは丸1日センターにこもり，集中して行いました．調査と同様，まとめの柱に沿って話し合いを進めました．
① 退職するまでの仕事の状態
② 退職後の仕事と暮らしの状態
③ これからのことをどのように考えるか
④ 青木村の退職者の状態と思いに照らして検討が求められていること

　以上，4つの大項目についてさらに細かくまとめていきました．最初は要領がわからず戸惑いぎみの発言も次第に慣れ，充実感を感じるまとめになりました．24人の方のお話をまとめてみると，退職前にはほとんどの方が正職員という形で働いていました．退職後をみると正職員という形で働く方こそいませんが，農業，内職，臨時等で22人が働いています．あとの2人はもともと県外の出身者で，退職後にこの地に移り住んだ人でした．仕事内容をお聴きすると，生活様式や経済の変化に大きく影響を受けていることを強く感じました．農業中心の生活から兼業への転換期をさまざまな思いで乗り越え，女性においては舅姑の介護をしながら勤めていた方もいらっしゃいました．ご苦労の多かった時代を過ぎて，年齢を重ねてきた時に，最近では厳しい社会情勢の中で，仕事に効率を求められるようになったり，時代とともに生き，世の中を支えてきた方たちの暮らしぶりを生々しく語っていただくことができました．

　そんな中で，退職した時の気持ちは「勤め上げた」「ほっとした」「これで休める」のほか「ぼーっとした感じ」「張りつめていたものがなくなって，意欲がなくなった」とさまざまでしたが，解放感を感じられた方がほとんどでした．退職をして，もう仕事をしなくてもいいんだという気持と，一方で「時間にしばられたりせずマイペースで働きたい」とか，「人との触れ合いがほしい」という理由から，ふたたび職に就いている方が多いことがわかりました．

　本村には種苗会社が経営するアイリス農場というのがあり，退職後も大勢勤めていらっしゃいます．体さえ丈夫で，働く意欲があれば，80歳まで働けます．（現在では雇用状況は変わっています）この年代の皆さんが得意とする農作業が仕事であること，比較的自分の都合で休める，などの点から人気があります．健康であれば人はいつまでも働いていたいという思いが伺えます．

　健康状態については，高血圧，高脂血症の方が約半分，また，パートナーも同じ疾患を持っている人が同数見受けられました．健康管理については，検診，通院，人間ドック等で管理している方が多く，日常生活の中での生活習慣も健全でした．また，趣味もマレットゴルフ，詩吟，大正琴と幅広く，特に女性は盛んで，友人との交流も多く見られました．

　このように60歳前半の方々は，全体的に健全に生活されている印象を受けましたが，将来への思いについてはやはり心配もありました．「痴呆・寝たきりになったらどうしよう」「90歳の高齢の母が心配」「子供が独身でい

ることが心配」などのことがあり，自分自身のことよりも，家族に対する心配を優先せざるを得ない状況を抱えていることもわかりました．

「自分たちは親の面倒を看てきたが，自分の子供たちは果たして自分たちを看てくれるんだろうか」という複雑な思いを語ってくださった方もいました．

保健センターの活用という点については，具体的に次のような要望も出てきました．「夫が料理をしたことがないので，自分が先に死んでしまったらたいへんだと思っている．夫婦2人で通える料理教室を開いてほしい」「痴呆予防のための教室を開いてほしい」「今は思いつかないけれど，気軽にふっと立ち寄れるような保健センターにしてほしい」といった意見が出されました．すぐに課題が見つからなくても，保健センターを住民が気楽に集まれるような場所にしながら，望まれる保健事業をともに探していくことが大切だと思いました．

まとめが終わり，調査団のメンバーが調査についての感想を出し合いました．

- 要求が1本化されることがわかりました．
- 1人1人について，全員で検討し，まとめていく過程で新しい発見ができました．
- 2時間の訪問は長かったが，その人の生きざまに触れられたし，自分のことを見直すきっかけにもなりました．健康だけでなく，地域のつながりや文化的な日常の楽しみも健康につながっていました．
- お仕事ご苦労様でした，という趣旨の教室や事業が必要だと感じました．
- 今までは問題があるから訪問に行くという感じでした．しかし，今回の調査では，事前の知識がないために不安もありましたが，その人の人生を歴史的に見ることの大切さがわかりました．また，胸に溜まっていることを聴くことができ，その人の本当のことを理解できてよかったと思いました．
- エネルギーを使い切った4日間でした．共感して学ぶことをしていなかったんだなあ．
- 保健センターに対して期待されていることを感じて，とてもありがたいと思います．
- 普段の仕事が自己完結型だと気づきました．相手の思いを聴き取れるようになりたい．多くの貴重な体験が得られました．

調査を終えて，7月29日に報告集会を開きました．調査の経過報告の後，その結果を踏まえて講演会を開催しました．当日は話し手の方々，同世代の方，保健補導員さん，民生委員さんにもご案内し，70名ほどの参加がありました．皆さん熱心に聞いておられ，終わってから以下のような感想を寄せられました．

「1つ1つ細かくまとめていただき，ありがとうございました．他の方々

の生活ぶりをわかりやすく説明していただき，自分もよいところは取り入れて，これからの人生を楽しく，健康で過ごせるようがんばりたい」
「調査で終わりにならないようにしてください．健康づくりはくり返し継続が必要だね」
「自主的な行動が出てくるのを楽しみにしています」
「それぞれの生活によって考えていることや，感じていることが違うのだなあ」

私たちが行った調査の特徴はいくつかありますが，主なものは次の2つだと思います．

1つは，この調査を上小保健婦会の成人保健部会というブロックのメンバーで行ったことです．

村の保健婦は2人です．（保健部門に1人，在宅介護支援センターに1人）1人や2人の保健婦しかいない所でも，こういう調査ができるということを示せたと思います．実際に，調査を実施する前の準備段階から話し合いを重ねていく中で，保健婦同士の思いも見えてきましたし，調査に向けての一体感もあったように思います．

そして，11月には上小保健婦会の研修でこの調査の報告をしたことで，私たちの思いを，それぞれの市町村の成人保健部会以外の保健婦にも伝えられたように思います．

もう1つは，話し手の方々が元気な人だということです．今までに行われた状態調査では，ひとり暮らし，高血圧，リハビリ等の方々が対象となっていました．ですから，ある程度共通の問題が予想されます．しかし，元気な方からは，どんな話が出るのか見当がつきません．退職した方がどのような生活をされていて，どんな健康問題を抱え，どんな思いでいるのか．恐らくみなバラバラなのではないか，それが普遍化されるのだろうか，とも思いました．楽しみでもあり，不安でもあるという心境でした．

年も明け，2000（平成12）年度の事業計画を考える時期になりました．保健センターのオープンを4月に控えています．状態調査のまとめを基に，次の3つの事業を計画しました．

① いきいき健康教室（3回1コース1回）
目的
・ 楽しみながら健康について学び，家でも継続して実行できるようにする．
・ お互いに思いやりを持ちながら生活する心を育む．
対象
・ 60〜70歳の夫婦
内容
・ 料理講習
・ ストレッチ体操
・ レクリエーション

・　交流会
スタッフ　保健婦・栄養士・体育指導員
②　痴呆予防について
地区巡回で健康相談と栄養改善講習会を開催する．（月1回で年間12回）
テーマを「痴呆予防」とし，講話，話し合いを行う．
③　保健センターの存在や機能を村民に知らせていく
・　すべての教室，健診を保健センターで実施する
・　健康相談の開催（月1回）
・　健康づくりフェスティバルの開催

　この3つの課題のうち，2000年度は②と③について事業を実施しました．健康相談と栄養改善講習会は，地区の保健補導員さんが住民に参加のお勧めをし，保健婦，栄養士が村内12地区の公民館を巡回します．血圧測定，健康相談や減塩料理等の紹介をします．テーマを「痴呆予防」とし，事業を進めました．「痴呆とは」「早期発見のために」「予防のための日常生活の注意」について保健婦がお話をした後，参加者で話し合いをしました．痴呆については最近ではテレビ等でも取り上げられることも多いせいか，ここでも「痴呆にはなりたくないよね」と口々におっしゃっていました．また，参加者が60～70歳代の女性が多いことから，実際に介護に携わっていた方もいました．

「あの頃は家から出ないようにと鍵をかけて出かけた」
「夜中に『お世話になりました．そろそろ家に帰ります』なんて言って，言うことを聞かなくって困ったに」

などのご苦労話を聞くことができました．それに関連して，介護保険の制度についても紹介しました．今の時代は家族の力だけで介護していくのは難しい．でも，できる限り長く家で過ごしてもらいたい．そのために，公的なサービスを積極的に利用していこうと話し合いました．

　そのほか，脳血管性痴呆の予防のために大切な高血圧の管理，食事や日常生活の注意についても確認しました．さらに，高齢になってくると家に閉じこもりがちになったり，人と交流することが少なくなったりします．孤独な環境が痴呆様の症状を招くということもあるため，それを防ぐために，できるだけ人の中に出かけて行ったり，友人や近所との交流をなくさないようにしていこうとの声も出てきました．

「そう言えば，役場の方からこういうことで声でもかけてもらわないと，集まる機会もなくなってきたよね」
「婦人会もなくなってしまったしね」

とか，まだまだ近所づき合いの多い村でも，人との交流は変わってきているようでした．ある地区では80代の年配の方からの

「この年になるとどこって行く所がなくて……」

という発言をきっかけに，少し若い世代の参加者から

「こんなふうに，たまにはみんなで集まらない」

といった提案があり，月1回公民館でお茶飲み会を行うようになりました．参加者は1人100円持ち寄り，茶菓子を買い，よもやま話に花を咲かせているようです．

2000（平成12）年4月にオープンした保健センターは，母子から老人に至る幅広い範囲で事業を行っています．まずは保健センターの存在を住民に知ってもらい，気軽に立ち寄れる場所にしていくことが大切だと思います．

2001（平成13）年度には，高齢世帯に移行していく60～70歳代の，夫婦2人暮らしの方々が健康を保持増進していくための，いきいき健康教室を開催する予定です．

4．おわりに

状態調査を実施するきっかけともいえる仕事に対する私の思いについては冒頭で述べましたが，調査を終え，地域での住民の生活が見えてきました．「地域に密着した住民が求めている事業を」と思っていても，地域で住民と触れ合い，生の声を聴くことが実際はできていなかったと反省しました．そして，問題を見つけることも，解決する糸口も，やはり地域（現場）にあるということを再認識しました．さらにその上で，住民の生の声を拾い，住民側，行政側相互の思いを共通課題として捉えていくことが重要であるということを感じました．人の暮らしと地域をまるごと捉える活動を，今後も考えていきたいと思います．

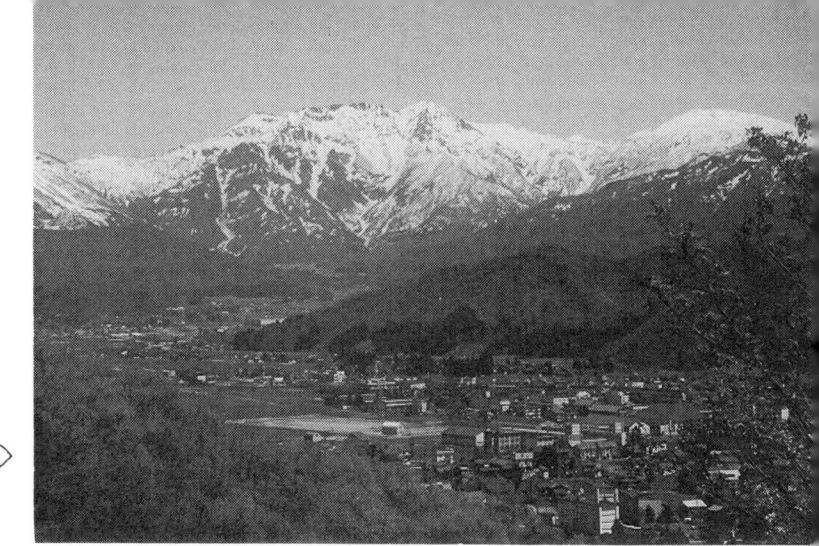

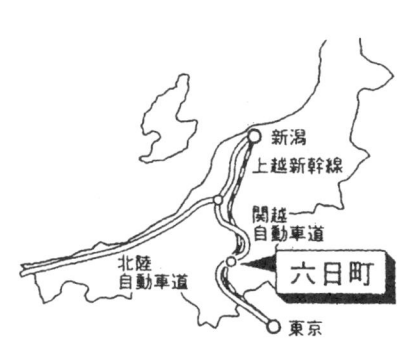

III 住民180人が参加した報告集会

70歳代のひとり暮らし高齢者の状態調査

桑原由美子（新潟県六日町）

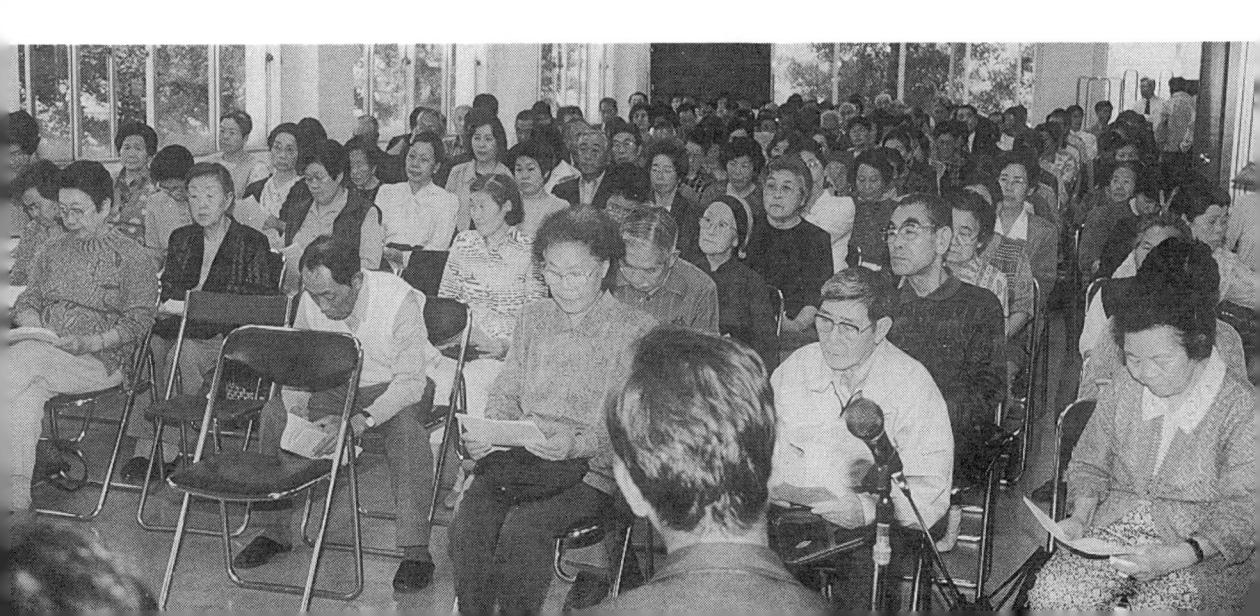

はじめに

　六日町は健康スローガンの1つに介護予防活動として「閉じこもり予防」を掲げています．しかし，私たち保健婦はその予防活動をどう展開すべきか，壁にぶつかっていました．そして，話し合いの結果，高齢者の実態を保健婦がつかめていないからだ，ということに気づかされました．これまでも高齢者に対する調査は実施しており，それを十分生かしきれていなかったという反省もありましたが，やはり保健婦自身が訪問して，目で見て，耳で聴いて，そこから相手の暮らしぶりを捉えていく調査の必要性を感じました．そしてこの度，健康障害を持った場合に在宅生活の継続が最も困難となるひとり暮らし高齢者を対象に状態調査を実施し，そこから今後の高齢者対策を考えるきっかけとしました．

1．六日町の概況

　六日町は人口28,984人，高齢化率21.0％（県21.0％）で，新潟県の南東部に位置し，北は大和町，南は塩沢町に挟まれた山間地帯です．
　産業は魚沼産コシヒカリで知られる稲作を中心とした農業を営んできましたが，兼業農家が次第に増え，農業従事者は減少しています．郊外には工業団地ができ，製造業従事者が多くなっています．
　また，商店はここ数年大型のショッピングセンターが進出してきたため，町の商業形態は大きく変化しました．
　医療機関は病院4施設（県立，町立，脳神経外科，精神科），医院6施設（内科，整形外科，小児科，眼科），歯科医院11施設です．
　交通機関も新幹線や高速自動車道が通り，首都圏との距離はかなり近くなりました．

2．状態調査に取り組んだきっかけ

　1999（平成11）年秋，老人保健福祉計画・新年度計画の話し合いを行いました．その中で「健診に時間が費やされ，健康づくりのための時間がとれない」という思いが保健婦みんなの気持ちでした．地区に出ていく時間が減っている危機感，地区が見えにくくなっていることへの不安感が話し合いの中で出されました．高齢者対策において閉じこもり予防（介護予防）が重点施策に上がっていましたが，そのために具体的にどう保健婦が動けばいいかで悩んでいました．そこで，もう1度原点に立ち返って，高齢者にとってどんな状態であることが望ましいかをみんなで考え，その結果「元気でその人らしく生き生きと地域で暮らしていけること」ではないかと確認し合いました．
　そして，そのための活動を考えた時，高齢者は日ごろどんなことを思い，

どんな生活をしているのだろうか，これまでの活動から「年寄りって，○○だよね」と，保健婦それぞれが描いている高齢者像を出してはみるものの，「ほんとうにそうなのか」「それだけで六日町の高齢者の姿と言い切れるのかな」と問い直してみると，みんな確信が持てませんでした．最終的に「実態が見えていないんだよね」ということを確認し合いました．実態を見るためには「やっぱり地域に出なければ，訪問しなければだめだよね」「だけど事業もこれ以上増やせない状況なのに……」「でも，今までのような住民の後ろ盾のないような仕事はもういやだ」「もっと住民と一体になった仕事がしたいっ」とみんなの気持ちがまとまりました．そして，皆で1つのテーマに取り組むことで問題を共有し合えると考え，訪問による状態調査を実施することに決まりました．対象は病気や障害を持った時に，在宅生活を継続するのに一番リスクが高いひとり暮らし高齢者にしました．

3．取り組みの経過

　2000（平成12）年4月，具体的な内容・方法を検討する際に，状態調査のことを「自治体に働く保健婦のつどい」の冊子から知り，そこに書かれてあった「保健婦は暮らしぶりをまるごと捉えるもの」という文章にひきつけられ，担当がぜひその方法で取り組めないか，と皆に提案しました．

　しかし，資料からだけでは具体的なことがわからないため，この方法でやっていけるのかどうか，みんな決断することができずに迷ってしまいました．そこで，以前同じ県内の小千谷市が，この調査を実施したことがあるということで，係長からの，

　「直接みんなで小千谷へ行って聴いてくればいいじゃないか」

の一言で小千谷行きが決まりました．そして，小千谷市の保健婦さんに勤務終了後に時間を取っていただき，私たちは係長を含め保健衛生係保健婦全員で押しかけ，小千谷市が状態調査を実施するに至ったきっかけや，実施した感想などを聴かせてもらいました．（小千谷市の調査では先生に入ってもらわずに，先生と連絡を取り合いながら自分たちで実施しました）そして，この調査を実施したことで，保健婦間のまとまりが強くなったことを聴かせてもらいました．話を聴き終わり，みんなの中に「やってみたい」という気持ちが強まりました．しかし，その反面，多忙な業務の中で短期集中でやれるのか，まとめを自分たちだけでやれるのか，といった心配も出てきました．こうなると，やっぱり鈴木先生から一度きちんと話を聴いたほうがいいだろうということになりました．そして，以前，町の在宅介護支援センターに調査のことを話したところ，ぜひ自分たちも参加したいという声があったので，学習会に参加を呼びかけました．（在宅介護支援センターは主に，人員不足から介護予防活動まで手が回らない現状でした）そして，この年の8月に鈴木先生をお呼びして，係内保健婦6名，支援センター職員3名で学習会を開催しました．その結果，係内保健婦は「不安もあるけどやってみたい」とい

う気持ちにまとまりましたが，支援センターの職員の間には，今までにやったことのない調査方法にとまどいの様子がうかがわれました．これは最初の話し合いの段階から参加していなかったことで，調査への思いにずれが出てしまったのだな，と自分たちの段取りの悪さを実感しました．しかし，再度意見交換の場を設けて話し合い，何とか「不安はあるがやってみる」という気持ちの確認をとることができ，ここでやっとみんなが調査のスタートラインに立つことができました．

4．調査に向けての準備

（1）対象者

60歳代は日ごろ実施している健康相談・教育等の事業で接することができる年代であり，まだまだ元気に活躍している人が多いし，また，80歳代は介護保険を利用する割合が多くなる年代ということで，調査の対象者を「介護保険を利用していない70歳代のひとり暮らし高齢者」にすることにしました．

　　人数：20人　男女半数ずつ，各4地区から
　　　　　最終的に男8名，女12名

（2）調査団

保健婦と在宅介護支援センター職員では人数が足りないので，係内全体で取り組むことにしました．また，今後の活動を他職種に理解してもらうためにもよい機会だと捉えました．

　　保健衛生係10名（係長，事務職2名，栄養士1名，保健婦6名）
　　在宅介護支援センター3名（保健婦，介護支援専門員）　計13名

（3）調査期日

　　2000（平成12）年12月11日～12月14日

5．状態調査の実施

1）事前学習会（1日目）

調査時の話し合いの柱立てを以下のように組みました．
　Ⅰ．どのようなひとり暮らしの状態か
　Ⅱ．今までどのように働き，どのように暮らしてきたか
　Ⅲ．今の暮らしの状態
　Ⅳ．仕事の状態
　Ⅴ．これからの生活設計
　Ⅵ．行政に望むこと

この項目には小項目がありますが，当日は調査票を持たずに訪問すること，調査票に頼らず話し合いという形をとらなくては，話し手が本音を出さないということでした．また，1人当たりの調査時間は2時間と言われました．そして話し手は20人ということでした．すでに8月の1回目の学習会で聴いたことではありましたが，改めて「調査票を見ないで聴いてこれるかな」「ノートはいくらでもとっていいとはいっても，2人で書き取っていたら相手の気分を害さないかな」「この調査方法でほんとうに大丈夫なのかな」という不安がわいてきました．

2）調査の実施（2〜3日目）

さて，調査本番です．1日目は緊張もあって，「次は何だっけな」と少々柱立てが気になりました．しかし，指導はせず「聴く」という姿勢で臨んでいたためか，話し手の方は初対面であっても，立ち入った内容のことまで話してくれたり，ノートをとるのもいやな顔をせず，よく話してくれました．時間も長いようで短く感じました．そして，最初の調査を終了し，1回目の報告会を開きましたが，報告者はみんな聴いてきた膨大な話し手の歴史を整理しきれず，あれもこれもみんな聴いてほしいといった感じで，決められた時間をオーバーした報告となってしまいました．しかし，報告者1人1人が生き生きと報告していたのが印象的でした．

2日目になると話の進め方にもなれてきた感じです．けれども，長時間集中して聴いていることや，話し手の話の内容の重さからしんどさを感じ，少々疲れぎみの人もいました．

3）まとめ（4日目）

最終日の調査のまとめは，柱立てに沿って聴いてきたことを出し合いました．この過程で，まさにその人の生きてきた歴史や暮らしぶりをまるごと捉えた調査であることがわかりました．まとめ終わって，「報告集会をぜひやりたい」という気持ちが強くなりました．

この調査からわかったことは，ひとり暮らしの高齢者が，いかに不安を抱えて生活をしているかということでした．中には「泥棒より，自分が倒れた時に，人が入って来れないほうが怖いから，夜も鍵はかけない」「家の前を子供たちが通るのでカーテンを同じ時間に開けるようにしている．開いていない場合は何かあったことに」といったように，もしかの事態に，日ごろから備えている人が多くいました．そして何かの時に頼りにしているのが，この地方で「巻」という血縁関係によるつながりでした．何かあった時に助けてもらわなければならないという気持ちが強く，普通の親戚以上に「巻つき合い」を日ごろから大切にしている人が多いことがわかりました．しかし，町場住まいの人では，回覧板も回ってこないという人や，ひとり暮らしのた

め他人を家に入れるようなつき合いはしていないという人もいました．

生活上困っていることは，「男手がないとできないことがある」「冬場，病院や買い物に行くのがたいへん」「腰痛があるので重い物が持てない」といった，女性のひとり暮らしの不便さや，雪国であるための移動のたいへんさ，高齢になり身体上の障害からくる問題などがあげられていました．

また，食事については，漬物は自分で作るという男性，食べてくれる人がいたから作れていたという女性がそれぞれ数名ずついました．そして，半数以上の人がまだ自分で畑仕事をしたりして，現役でがんばっていました．

健康面については，だれもが日ごろから気にかけていて，良きにつけ悪しきにつけ健康食品等，自分なりの健康法を実践している人がほとんどでした．

全体から感じられたことは，ストレートにひとり暮らしの不安を訴える人もいれば，逆にひとり暮らしをより楽しんでいるかのように，趣味の教室や隣人・知人とのつき合いに忙しそうに時間を送っている人もいました．しかし，「1人では呼びかけても（返事が）返ってこない」「年に1回でもいいから訪ねてほしい．訪問がだめなら電話でもいい」「今日，役場の人が来てくれるというので，今娘に電話したところです」というような言葉を聴くと，実際には心の奥底に「寂しさ」が隠されていることを強く感じました．

そこで，最終的にまとめとして出されたことは，ひとり暮らしの高齢者同士の自主的な助け合いの関係づくりや，「地域で高齢者をお世話するようなことをやってみたい」と声を上げてくれている人がいるので，そうしたことを実現できるきっかけづくりを，行政としてやっていく必要があるということでした．

6．調査実施後の調査員の変化

このたびの状態調査を実施したことで，これまでの調査では感じたことのなかった思いや感動を調査員1人1人が感じることができたようです．以下は主な感想です．

① 話を聴くことが1つの援助になることを実感できました．

② 高齢者の考え方，生き方，言動はそれまでの本人の長い歴史の中で培われていることを改めて気づかされました．今は特に高齢者と接する際に，言動を表面的に捉えて判断するのでなく，その背景や歴史をできるだけわかりたいと思いました．

③ 相手の話を時間をかけて，ありのままじっくり聴くことの大切さを知ることができ，その後はそうした訪問を心がけるようになりました．聴き手の姿勢で話し手側の緊張した表情が和らぐのが感じられました．

④ 今回の調査から，現状のていねいな把握とともに，現在に至るまでの生活に目を向け，そこから導き出される本人の強さや，プラス面を見出すような関わり方を意識するようになりました．

⑤ その人の生きてきた歴史や思いに感動しました．そこから私たちの仕

事が始まっている．あるいは，その感動に支えられて「何かしなければ」という思いに駆り立てられていると思いました．住民の側に立った保健婦でありたいと思いました．

⑥　今までの訪問が人と人の関係でなく，疾病だけ見ていた訪問だったことに改めて気づかされました．

⑦　今回の調査を通して，業務担当ということでなく，みんなで1つのことに取り組み，結果を導き出せたことは，これまで以上の達成感・満足感を得ることができました．1年に1回くらいは，このように共通に取り組めるものがあるとよいと思いました．

7．報告集会を開催して

調査から半年も経った今年（2001年）の5月31日に報告集会を開催しました．冬期間の開催は特に高齢者には足場も悪く，天候によっては参加者が少なくなってしまう恐れがあったために，この時期にしました．広報紙で一般住民にお知らせするとともに，通知で呼びかけもしました．対象は，当事者であるひとり暮らしの高齢者，ボランティア団体，民生委員，婦人会，地方委員，議員，食生活改善推進員等で，結果的に約180名の参加がありました．当初は100人も来るかな，多く見て120人来ればかなりなものと考えていたのですが，ふたを開けてみたら会場にやっと収まったといった状況でした．私たち調査団は廊下で報告を聴くことになってしまいました．報告の最中は，うなづきながら聴く方や，ハンカチを目元に当てながら聴いている人もいたようでした．報告後，会場からひとり暮らしの方，ヘルパーさん，一般住民の方から手が挙がり，ぜひ声かけや訪問等をやってほしい．また，自分でもやっていきたいといった意見をいただきました．そして，終了後にアンケートをお願いしたところ，多くの方がその場で提出してくれました．当日は提出できなくても，後日提出してもらえたらとも考え，封筒を用意したところ，1週間後くらいまでに6～7名の方からアンケートが届き，合計67名の方から答えていただきました．その内容をいくつか紹介します．

①　ひとり暮らし高齢者
- ほんとうに同じ思いをしていることを実感した．身近な方と常に声をかけ合っていかねばと思った．
- 自分はまだよいほう，もっと苦労している人がいる．まだまだがんばらなくっちゃ．

②　老人クラブ
- 集落，隣組単位で声かけしたい．
- 町の保健行政の検討を願う．

③　婦人会
- 生き生きと生活し，がんばっている皆さんに頭が下がる．

- 行政やボランティアに頼るだけでなく，近所づき合いをしたり，自分自身充実した暮らしをするよう努力も必要だと感じた．

④ ボランティア団体
- ひとり暮らしをしている人たちの生活にとても感動した．
- 家族に囲まれていても，気持ちの満たされない高齢者の方への声かけも考えていかなければと思った．
- 古い自宅をグループホームに利用できないかと思っている．

⑤ 地方委員
- 全体に言えるのは自分の話しをもっと聴いてほしい人がいるということである．地域ボランティアの必要性を感じた．
- 村中みんなで考えていかなければならない問題だと思った．
- 区としてどうするか，機会をみて役員会にかけたい．

⑥ 食生活改善推進員
- 私たちにできるボランティアをできる限りやっていきたい．（他にも）
- 今回の報告を高齢の父母に聴かせてやり，見守っていきたい．

⑦ 民生委員
- 若い人にも聴いてもらっていっしょに考える機会があればよいと思う．
- この報告書を時々読み返しながら，地域の人々との交流に役立てたい．
- これからはなるべく話を聴いてあげようと思った．（他にも）
- 地域の中で集う場を作ろうかと思っています．

⑧ 一般住民
- 高齢者に対し，ささやかでも支援態勢を具体化することを希望する．
- これからボランティアとして高齢者の集う場を開催する．参考にしたい．
- 高齢者を支えるネットワークができればと思う．

8．これからの取り組み

この調査を踏まえて，今後の高齢者への取り組みとして，次のことを考えて報告集会で発表しました．

（1）「ひとり暮らし高齢者のつどい」の開催

ひとり暮らし高齢者が自分の健康を守り，より生き生きと暮らしていけるように，学習，調理実習，意見交換，交流等，日常生活に生かせる内容を盛り込んでいく．

（2）ふれあいサロン事業

町の委託を受けて，社協が事務局となって地域の老人クラブや一部ボラン

ティア団体が実施している事業で，地域での高齢者の集いの場がある．町全体にすると，まだ一部地区での開催に過ぎず，今後こういった場の紹介や参加をより一層進めていく．併せて地域の人にも，ひとり暮らしに限らず虚弱・閉じこもりがちな高齢者に声かけをしてもらうよう，支援センターや保健婦が事業に関わる時に働きかけていく．

（3）地域機能訓練の開催

現在，保健センター1か所で実施している機能訓練事業を4地区で開催し，虚弱や閉じこもりがちな高齢者を対象に，地域参加型の事業を考えていく．

（4）地域ボランティアの育成

六日町には施設ボランティアはたくさんいるが，地域ボランティアが少ない現状にある．社協もボランティア育成事業を毎年実施しているが，その参加者が地域で活動できるための橋渡しの部分が十分でなかったことも，地域ボランティアが育たなかった1つの理由といえる．そこで，一般住民やボランティア団体に呼びかけて参加者をつのり，実際に事業に参加しながらの研修会や講習会を企画し，ボランティアとして実際に活動できる場・できることを，社協と連携しながら態勢づくりを進めていく．

以上のことを集会で発表しました．そして最後につけ加えることとして，報告集会の会場からの意見や，その後のアンケートから，多くの方がひとり暮らしの実態を他人事としてではなく，自分の問題・自分の地区の問題として受け止めていることを知ることができ，この住民の意識が，これからの六日町の高齢者対策の動きの中で大きな力となっていくという思いを，今持っています．六日町では地域ボランティアが少ないと述べましたが，すでに何か所かで高齢者の集う活動にボランティアとして動いてくれている住民がいること，これからそんな活動をしたいと声を出してくれている人もいることを考えると，住民自ら動いていける力も十分に持っており，私たち行政も無理に焦らず，見守っていく時間を持っていくことが必要なのかな，とも思っています．

おわりに

報告集会後の住民の反応から，当初先生が，この調査は報告集会までやらないと意味がないと言われたことが，まさに実感できました．特に今回の調査は，これまで行ってきた調査と違い，その人の思い・暮らしぶりを捉えようとしたものであることから，報告集会で聴く側の胸の奥深くに伝えることができたように感じられました．そして，今回住民に調査結果を投げかけたことで，行政だけの問題として捉えず，「自分たち住民としてできることもある」ことを改めて気づいてもらうきっかけづくりになったと思います．報

告集会後もアンケートを提出してくださったり，わざわざ保健婦の所まで来て
「お金を払うことで，かえって気がねなく，どんな人でも利用できるような有料ボランティアもあったほうがよいのではないか」
といったご意見をくださった方もいました．こんなことがあって，改めて住民と問題を共有することの大切さを，今回の報告集会で知ることができました．そして，この調査で感じた「思い」に常に立ち返りながら，今後活動していきたいと思っています．

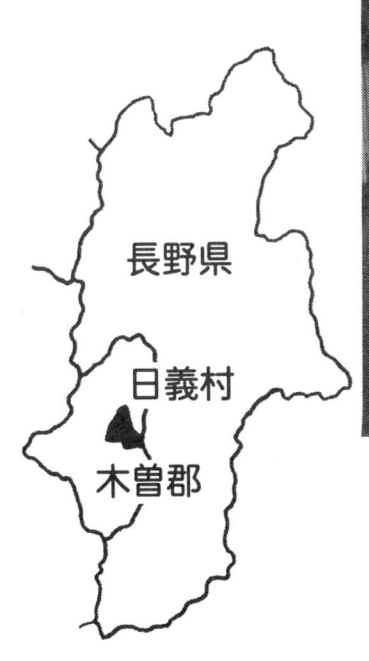

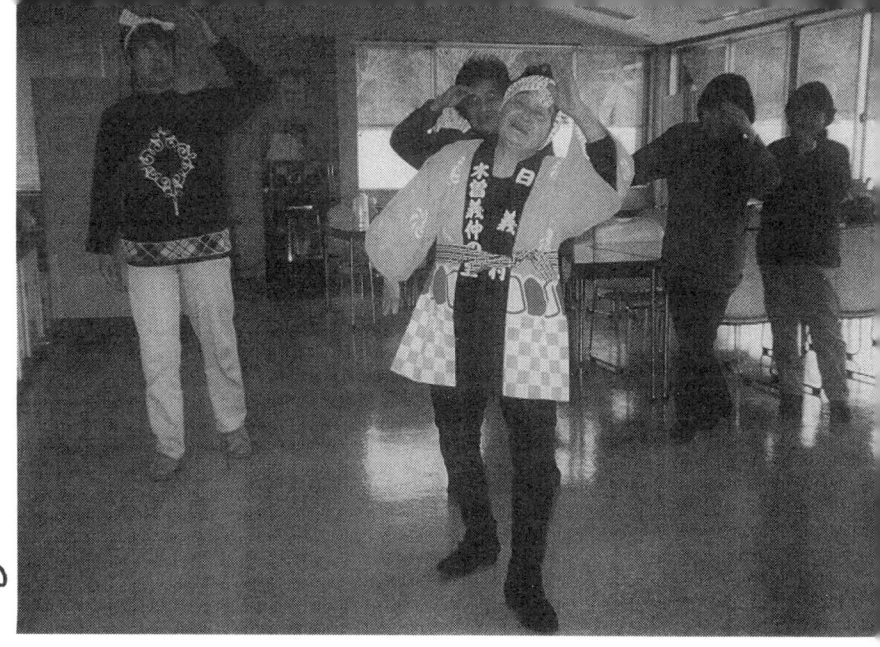

Ⅳ 山間の小さな村が動き始めた

－精神障害者と家族の状態調査－

中村　昭子　(長野県日義村)

写真上：山吹リハビリ会の新年会
　　　　精神障害者もボランティアとして参加している
　　下：健診結果を住民と話し合う保健婦

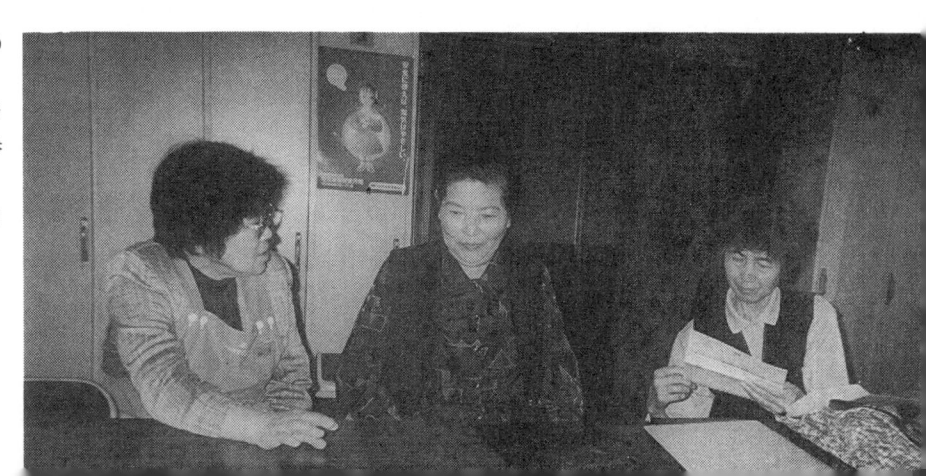

1. はじめに

　長野県の木曽谷は中央アルプスと御嶽乗鞍山塊に挟まれた南北100kmに及ぶ狭い谷ですが、国道19号線と中央西線（鉄道）が谷の中央を貫いています。木曽郡は3町8村で構成されていますが、面積では香川県に匹敵し、人口は過疎化の一途をたどり、現在41,720人です。かつては木材産業や、営林署、国鉄関係の仕事も多くありましたが、合理化・民営化により、木曽に働く場を求めるのはひじょうに困難で、高校卒業とともに若い人口が流出します。郡都の木曽福島町に木曽保健所、県立木曽病院があります。

　一方、日義村は木曽福島の北に隣接し、木曽病院、木曽保健所から北に10kmの所にあり、国道19号線に沿って位置します。昭和40年代（1967～）に木曽駒高原にゴルフ場を開発し、中京圏内の企業の別荘や保養施設が多く作られました。住民は勤め人が多く、現金収入のために昼間は勤め、朝夕や休日に農業を一人前にこなすといった生活ぶりでした。しかし、バブル崩壊後は山荘をたたんで更地にし、木曽駒から撤退する企業が後を絶ちませんし、農地を手放して住宅地にする農家も多い現状です。またこの10年は国道沿いに比較的緩傾斜地が多いので、他町村から土地を求めて居を構える転入者がいるため、若い人口の流出はあっても人口は2,750人と戦後からずっと2,500人台を維持し、過疎地に指定されたことはありません。村の診療所と、開業歯科医院が2つあります。

2. なぜ状態調査に取り組んだのか

　1980（昭和55）年、保健センターが新設された村に就職して20年以上が経ちました。1人保健婦でしたので、ヘルパーさんの後をついては、ただただ住民との出会いがうれしくて、楽しくて、仕事をしていた時期がありました。

　1983（昭和58）年に老人保健法が成立し、法制化された事業に追われ、数や実績を問われることが多くなりました。1995（平成7）年に介護保険法が成立し、モデル事業や高齢者の実態調査、ケアマネージャーの資格取得云々とにわかに忙しくなり、1998（平成10）年には保健婦2人態勢になりました。

　とは言うものの日常的には精神の仕事が多く、暴力事件による措置入院、独居継続困難で松本市にある援護寮に入所、無治療の患者さんが起こす近所とのトラブル、なかなか医療につながらなかった人たちがSOSを発進してくる、引きこもって20年間会ったことがない人の家族がSOSを出してくる、人生の大半を刑務所で過ごしてきた人が措置入院後村に帰って来た、新たな精神の相談、アルコールの相談などなどを抱え込んで仕事をしてきました。

　なぜ1人で抱え込んでしまったのか、振り返ると保健所との関係が、地域

保健法以後しっくりいかなくなっていました．保健所が町村に出て来なくなりました．来たくても来られない，「人が足りないからという支援は認めない．町村を指導する立場での訪問や会議なら認める」といった足かせがはめられていたようです．しかし，地域保健法以後，保健所が遠くなったのは事実です．それと，介護保険に多少なりとも関わってみて，保健婦という存在が消えてしまいそうな，ただごとではない強い危機感を感じ，その中で「村の中で保健婦がほんとうに必要な存在なのか，自分が必要とされているのか」というような不安から，遮二無二存在価値を確認したかったのです．それくらい20年働いた今の自分に自信が持てませんでした．精神は保健婦の専売特許といわんばかりに，自信がない分抱え込んできたのではないか，と今は思います．

そして，2002（平成14）年から精神保健の仕事が一部町村に降りてくることになっており，障害者プランの策定という仕事も目の前にありました．目先のことで振り回される毎日に「これでいいはずがない」「でも，どこから手をつけていいのかわからない」「先の見通しが立たない」と思っているころ，青木村の状態調査の話を耳にはさみ，上小地区の管内保健婦研修会での調査の報告を聴きに行きました．

「保健婦みんなが悩んでいる．今は世の中全体を見て，保健婦の仕事を見て，どういう社会づくり，文化づくりをやっていくのか，保健婦としての役割を捉えつつやっていく時期なのだ」という言葉と，人の生きざまに触れ，歴史的に人を理解し，人が生きるということの重みに出会えた報告会でした．今，こんな時だからこそ，何を大切に仕事をしなくてはいけないのか，理屈ではなく感性で理解しました．

3．状態調査に取り組むまで

以上のような思いを私が一番語れる場は，木曽北部3村（楢川，木祖，日義）の保健婦の集まりでした．この数年，保健所と北部3村の保健婦で母子保健や精神の仕事の洗い出しをして，共同でできる事業の検討を進めていました．

さらに，木曽保健婦会の役員会で2000（平成12）年度の研修にこの状態調査の計画を組み入れてもらうことができました．自分が勤めたこの20年間でも，情勢が大きく変わり，住民のもとに足を運び，足で稼ぐ保健婦像とどんどんかけ離れていく職場の現実ですが，この状態調査は保健婦が初心に返って振り返ることができる場になるだろうと思い，6月にはさっそく鈴木先生を講師に招き，栄養士と合同の研修会を持ちました．この研修会はみんなの思いが共有できる場となり，北部3村で精神障害者の状態調査をやりたいという願いに木曽保健所，三岳村の保健婦も協力してくれることになりました．

8月には北部3村の事前調査と学習会に，北部3村の保健福祉のスタッフ

と保健所，三岳村の保健婦総勢14人が参加しました．最初のテーマ「なぜ，今自治体の職員にとって，住民の状態調査が必要か」については，自治体のほんとうの仕事は何かを再認識させられました．仕事は忙しくなったけれど，住民のためのほんとうの仕事ができているのだろうかという問題意識を投げかけられました．続いて「では，住民の状態（要求を含む）を捉えるにはどうするか」で，具体的な調査の考え方，方法，プランづくりの手順など，高知県中村市の例を基に鈴木先生は語られましたが，調査を通じて住民も職員も同じ土俵に立って，同じ目的に向かって，成長し合う関係が生れない限り，プランは作れるものではないことがわかりました．

以上のような話し合いと学習の中で，保健婦の中に「状態調査をやってみたい」という思いが膨らみ，10月にやってみようということになりました．

4．私たちはどんな調査を行ったか

2000（平成12）年10月3日から6日までの4日間，日義村から保健婦1（1人育休中），福祉1名，栄養士1名に加えて，保健所，木祖村，楢川村，三岳村の保健婦2名ずつ，長野大学の田中先生，南信州地域問題研究所の鈴木先生の総勢13名で調査団を組み，12名の話し手から話を聴きしました．

お話を聴いた方たちは本人が2人，本人と母が2組，母親3人，両親2組，兄弟2組，夫1人でした．

本人のプロフィールは男性7人，女性5人で，年齢構成は21歳から81歳までと聞いていますが，そのうち20代から40代までが8人と若い人が多く，発症が確認されたのは20歳以下が6人，21〜25歳が4人となっており，教育過程での発症が9人にのぼります．木曽のような山村でさえ教育課程での発症率が75％ということになります．家族と同居7人，仕事をしている2人，作業所通所1人，入院1人，援護寮入所1人．家族構成は独居3人，両親と本人が4組，母親と本人が2組，夫と本人が1組，後2人は大家族です．

さて，お話を聴く柱立てはあっても，全部頭に入っているわけではなく，不安と緊張の中で調査が始まりました．歴史的にその人の生きざまをお聴きするのは多分初めてのことだったと思います．その人がどんな人生を積み重ねて，今を生きているか教えてもらいました．調査を受けてくれたこと，そして，こんなに深い話をしてくれたことを有り難く思いました．人生を丸ごと語ってもらった時に，「よく，がんばって生きてきたね」「人が生きるってすごいことだな」と素直に思いました．以下は発症の経過です．

1）発症の経過

① 小学校のころから行事があると熱を出し，団体行動が嫌いな子だった．中学3年の2学期から，微熱や腹痛を訴え不登校となった．その後木曽のA高校に入学したがいじめに遭い，高校1年の6月ごろから不登校となり，退

学して家にこもるようになった．親の勧めでパソコンの通信教育を始めたが，そのスクーリングで知り合った女性に失恋し，不眠と精神不安定になり，木曽病院に受診して通院するが2か月で中断した．その後，レストランやコンビニで1年3か月ほどアルバイトをしていたが，パソコンの通信講座で知り合った別の女性と自室で同棲するようになった．そのころから不眠や無気力感が強くなり，アルバイトも辞めた．昔のことを思い出して怒り出したり，女性に暴力を振るったりしたため，警察が入るようになった．2000（平成12）年3月にふたたび木曽病院に通院し始め，服薬もするようになったが，6月に再度同棲中の女性に暴力を振い，母親が注意しても止めなかったために警察に保護され，松本のA病院に医療保護入院となった． (21歳，男性)

② 小学校6年生の時に母親が再婚し，それに伴って日義村に転入した．中学校にはうまく馴染めず，ある授業で司会がうまくできなかったことを理由に，友人にいじめられるようになり，それ以後人とうまくつき合うことができなくなった．中学を卒業して木曽のA高校に進んだが，高校3年の7月より食事をほとんど摂らなくなった．高校卒業後，本人の希望で名古屋のコンピューター関係の専門学校に入って寮生活を送るが，ここでもほとんど食事を摂らず，学校も休みがちだった．しかし，何とか卒業し，1年間名古屋でフリーターをしたが，この時頼まれた仕事のことで警察の調べを受けることもあり，人を信用できなくなった．1998（平成10）年，名古屋から両親に連れ戻されて地元で就職したが，無断欠勤が多く，8か月で辞めた．このころからおかしなことを言うようになり，松本のA病院を受診して分裂病と診断され服薬を続けていたが，両親から「薬に頼らず自力でやれ」と言われて服薬を中断し，病院にも行かなくなった．その後松本の会社に就職したが続かず，松木のA病院の通院を再開した．現在は月に1度通院し，作業所に通っている． (24歳，男性)

③ 小学校時代は運動好きで，手がかからずとてもいい子だった．どちらかと言えば几帳面で，まじめな性格だった．中学2年のころ，先生から，
「いらいらしているようだ」
と言われた．本人は，
「自分にみんなの視線が集中している，他人の視線がうんと気になる」
と両親に訴えていた．いじめはなかったが友達関係でトラブルを起こし，よく喧嘩をした．教師から夏休みに病院を受診するよう勧められ，受診の結果精神分裂病と診断され，3年の2学期まで入院した．松本のB病院を退院した後は，木曽病院への通院を続けていた．中学卒業後木曽のA高校に入学した．しかし，実習がいやだった，上級生に目をつけられた，と学校から足が遠のき，松本の高校に転校した．その間，服薬は調子がよいと止め，また悪くなると飲むといったことをくり返していた．高校卒業後，塩尻市の会社に勤めたが，職場での人間関係がうまくいかず，どの職場も1, 2年で辞めた．

22歳ごろ保健婦に勧められて保健所のデイケアに参加したり，顔を出したりしていた．また，作業所の紹介で木工所に勤めたが，他の人と同じように働こうとして無理をし，さ細なことで同僚と喧嘩して長続きできなかったが，デイケアや作業所へは行った．現在は木曽病院に通院している．

(41歳，男性)

　急性期は医療にきちんとつながり，治療が継続されるという本人・家族の支援態勢が組めればよいのですが，難しいです．また，かなり若年齢の時に症状が出ている場合がありますが，それを見過ごしてしまうのと，一方で通院させ，服薬していても，なおかつ学校に行かせていること，「学校は行くもの」と頭から決めてかかっていること，同様に「学校を卒業すれば働くもの」という無言の社会的圧力があることが，聴き手として心に刻みつけられたことでした．また，行きたい学校に行けない，やりたい部活が学校にない，「ほんとうはB高校に行きたかったが，A高校に行っちゃった」「バスケットがやりたかったが，バレー部とテニス部しかなかったので，仕方なくバレー部に入った」「中学校でいじめに遭った，いじめを感じた」等，教育環境の問題も感じました．

　また，家にいることは決して悪いことではないけれど，病気の閉鎖性と家にこもることが，本人にも地域にとっても，まずは大きな課題だと思いました．

　以下は本人の現在の状態です．

2）現在の状態

　① 畑仕事をしている時は何もかも忘れられるが，冬になって何もせずぼーっとしていると頭が痛くなることがある．
　② 調子のいい時はパソコン教室の営業をしたりしているが，調子が悪いと布団にもぐって，ひたすら時をやり過ごしている．
　③ うつ状態でほとんど外出せず，自分の部屋でごろごろしている．食欲もない状態．
　④ 病院へ行くとか，保健婦が来るとか，薬を飲むとか一切拒否．
　⑤ カップラーメンを買いに行くことと散歩のほかには，自分の家の中の生活になっている．食事は家族とは別に1人で部屋の中で食べる．
　⑥ 幻聴はなくなったが，新聞など読もうとすると，口が勝手に動いて読んでしまう．また，時々「ばかやろう」と大声を出してしまう．
　⑦ 作業所に通所しているが，作業所という言葉を拒否し，作業所の玄関に入る時，とてもいやな気持ちになる．
　⑧ 勤めるが，この1年だけでも7回職場を変えてしまう．勤め始めて疲れると下痢をし，トイレの回数が増える．

もちろん落ちついて暮らしている人もいますし，今回4人の方が自ら語ってくれたことを考えると，人と人をつなげる仕事を，まずは第一歩として始めようと思いました．

3）本人たちがこれからのことについて考えていること

① 家族と離れて1人で暮らしたい．
② 将来のことが心配なので，とりあえず貯金をしていこうと思っている．
③ 仕事にも行きたいし，パソコンもやってみたい．母と2人暮らしだが，母が亡くなったら自分の年金だけなので不安だ．しかし，日義村からは出たくない．
④ できれば元の仕事に戻りたい．しかし，当面はパソコンスクールが開きたい．こういう病気だから，自分で調整できる仕事がいい．両親が倒れた時のことを考えると不安がある．

以上のようなことを，人と人がつながってきたら，いっしょに考えていけるようになればいいと思います．

一方，家族の状態もそれぞれが孤立していて，横のつながりがありません．以前，家族の集まりをやったが，呼びかけても人が集まらなかった，という経過があります．地域や家庭の環境として狭い所だけに，地域の保健所を避けて，他地区の保健所へ行かざるを得ない環境，発症した時，ごく近い親戚にも隠しているような環境といった，厳しい状況があります．

4）今回の調査で出てきた具体的な要求

① 入院費の補助がほしい．
② 老人ホームに入れるといいなあ．
③ 村に作業所があったらいいなあと思う．
④ グループホームがあるといいなあ．
⑤ ちょっと寄れる場所があれば……

そして，調査団として今後の施策化に向けて確認したことは以下の2つでした．
① 少なくとも，今まで保健婦が関わってくる中で，少しずつ自分の病気の話もできるような人が3，4人は出てきたこと．
② 精神障害者がそれなりに生きていけるような，気配りのある地域が生まれ始めてきたこと．

今後の方向としては，ここで課題を出さずに，調査に携わった北部3村で

報告会をしてみて，自治体が自分の役割をどう捉えるかに委ねることしました．

翌年（2001年）の1月31日，木曽保健所，北部3村のそれぞれ担当課長，福祉，保健の職員20人で報告会を持ちました．最初に「敢えて課題は出さない，この報告を聞いてみんなで考えましょう」ということで報告に入りました．

小さな村の中では，できるなら隠しておきたいという本人や家族の気持ちもわかるので，だれにも相談できずに20年近く働いてきました．こうして初めて役場関係者に精神障害者の実態を話したことで，私自身はある意味で胸のつかえが取れたような気がしました．それは，なりたくてなったわけではないこの病気の重さや，本人家族の辛さを，同じ仕事に携わる者の間で共有できたからだと思います．

調査に加わった福祉係は，

「初めて精神障害者の存在を知り，その生きてきた重みをしっかりと伝えてもらった調査だった．福祉係として病気や障害でしか関わってこなかったし，事務職に埋もれていた自分に気づいた．1人1人の声に耳を傾けながら，行政としてしっかり仕事をしなくてはと思った」

と述べています．

また，村の助役は，長く教育長を務めてきたので，教育過程での発症について「ショックだった」「この実態を共有できなかった．今までを振り返ると待ちの行政だったなあ．保健所や保健婦と横の連絡を取って予防していかなくてはと思う」と受け止めてくれました．

しかし，一方で調査の中から出てきた要求のみを見て，「こんなことは調査しなくてもわかっていたことだ．長い間気づいていて，わかっていながら手をつけてこなかった，施策として出てこなかった．これじゃ，プランにならない．課題に対してこうするといった施策がなければ……」という非常に官僚的な捉え方もあり，「役場としてこうしていこう」というところまではいきませんでした．

5．状態調査を行って，どういう変化が出てきたか

今までの壁が取り払われて，話し手が状況を話してくれるようになり，役場の窓口で息子のことを話し，年金の手続きに来ては話をして行くようになりました．その結果，関われなかった当事者と関わりが持てるようになり，開かれてきた感じがします．他にもデイケアにきちんと行くようになったり，作業所だけでなく，アルバイトを始めて自立の道を歩み始めたり，仕事をしたいと思ってもなかなか仕事がなかった人が，村の中に自分で仕事を見つけてきました．

雇うほうも，雇われるほうも，病気のことを隠さない雇用関係です．話し手とともに地域の変化も感じます．

6．課題を事業化して，その後どう展開しているか

1）当事者の集まり，家族の集まり

　まずは人と人のつながりをつけるところからと，8月から月に1度のペースで，自分の病気を語れる人を中心に，気楽に親子でお茶飲み会がスタートしました．20年以上家にこもっていた人に，ゆっくり，じっくりと話すまで待ってくれる他の当事者の姿に感動したり，20年1人で見てきた家族の，溢れんばかりの話を受け止めてもらえる，そんな場となっています．

2）お話をしてくださった方々への報告会

　1年前の調査の時には，こんな日は来ないだろうと思っていた報告会は，ギリギリまで踏ん切りがつきませんでした．しかし，ボランティア講座の中で話をする以上，それぞれの話し手の了解を得なければなりません．9月も終わる頃，

　「昨年のお話ししてくださったことを，ボランティア講座の中で是非みんなに伝えたい．でもその前に，悩んで苦しんできたことが，決して自分一人ではなかったことを知ってもらうために，皆さんに対して報告会をしたい」

と，1軒1軒了解を得るために，保健所の保健婦や相棒の保健婦と訪ねました．まさか，そんなに簡単に了解してもらえるとは思っていませんでした．しかし，大方が

　「いいですよ．ボランティア講座でもどこでも話してください．報告会にも出ますよ」

と言ってくれたのです．

　また，ある60代の独居の方は，

　「俺，昨年も話したけどさ，今が一番幸せなんだよ．……だから報告会には行かないよ．でも，俺のことはどこで，どれだけ話してくれても構わないよ」

と言ってくれました．「出たくない」と言う人の気持ちを，大切にしたいと思いました．

　報告会は2001（平成13）年10月15日開催され，当事者4名，家族8名が参加してくれました．住民課長も課長補佐も4月に新しく異動してきたので，「自分たちが報告会に参加してもいいのか」という迷いがありましたが，参加しました．

　一定の緊張の中，報告会が始まりました．出てきてくださった皆さんの勇気に対して，住民課長も課長補佐もそして保健婦も行政として果たす役割は何かを，重く受け止める報告会となりました．行政担当者の中では，

　「報告を聞いて初めてわかったことだけれど，私自身が偏見を持っていたことがはずかしい」

と語った人もおりました．当事者や家族も「自分だけじゃない．同じように悩んで苦しんできた人が，この村にもいたんだ」「今夜の報告会で私は，報われた気がした」と受け止めてくれました．私自身は，20年間一対一でしか関わってこなかった反省の上に，この報告会で，これから日義村の障害者福祉を創る仲間を得たように思いました．この報告会から，また新たな関わりが生まれました．

3）精神保健ボランティア講座

10月から，木曽保健所と共催で，昨年の調査結果を踏まえてボランティア講座を開講しました．対象者は一般住民から公募し，民生委員にも声をかけました．25名の方の申し込みがありました．10名集まっても集まらなくても，ここからが日義村のスタートだ，と思って取り組みました．うれしかったのは，話し手である家族の一人が（今までその事に決して触れなかった人でしたが）開講式の場で自己紹介の時に，

「自分は障害を持つ妹がいるが，ずいぶん辛い思いをした．他にも辛い思いをしている人がいたら，是非力になりたいと思ってボランティア講座に申し込みました」
と語ってくれたことでした．

また，2回目の木曽みやま会（木曽郡精神障害者家族会）の運営する作業所や保健所のデイケアの実習が，参加者にとっては「目からウロコが落ちた」だった様子で，3回目から参加者の表情が大きく変わりました．知らなかったことを知るということは，すごいことです．理屈より何より，実際に触れ合って知り合わないことには，理解は生まれないのだと思いました．1人の方の感想文を紹介します．

「何もわからないままボランティア講座を受け，おまけに1回目のオリエンテーションも欠席していたので，戸惑うばかりでした．正直なところ『精神障害』という言葉に変に先入観を持っている自分に気がつき，今回体験させていただき，いろいろ考えることが多かったように思います．何かをしてあげる，手助けしてあげる，ではなく『ともに生きる』ことが重要なのかな，と感じています．まだまだ体験し，知っていかなくてはいけないことが山のようにあるんだと痛感しました」

表現の違いこそあれ，多くの方が「明るい」「病気に対して前向き」「一生懸命」「何も飾らない，気取らない，競争しない，そんな安心感が得られた」というふうに感じたようです．日義村の障害福祉施策を進める上で，ともに取り組んでいく手応えを持てるボランティア講座でした．

4）障害者のいこいの場，働く場づくり

2001（平成13）年11月6日は，ボランティア講座閉講式の日でした．そ

の日は木曽みやま会が，村に2002（平成14）年度実施予定の精神保健福祉市町村委譲業務について，陳情に見えるという日でした．講座が始まる前に村長室に呼ばれた私は，陳情項目1つ1つについて村の状況とともに説明しました．

「村内の推定精神障害者数25名，現在通院費公費負担18名利用，精神保健福祉手帳所持者11名（さらに2名手続き中），手帳のメリットの身障手帳との格差，初期に入院治療が必要なこと，退院してきてからの受け皿がないと生活障害が重くなること，今井村長にとって，今期の最大のソフト事業はこの村に住む障害者のいこいの場や働く場を作ること，福祉バスが走るこの村だから，免許がなくとも自由に来れる，隣村になったら足がない．もしこの村にそうした場ができたら，あの人もこの人も……出てきて1日過ごせる場所がある．村長，やるなら今です」
と小1時間話してきました．

席に戻り，村長への説明を課長補佐と福祉係長に話したところ，「緊急地域雇用特別交付金事業の中に精神障害者の社会復帰施設も入っているから，2002（平成14）年度はこれで足がかりを作っていったらどうか」ということになり，11月8日は村長，課長含めて話し合い，指導員や補助員の見通し，家賃や修繕費など村の持ち出しが出ること，運営は行政だけでなく，家族や当事者，ボランティア，一般住民の理解者を組織していく方向で，とりあえずやってみようという合意になりました．

7．最後に

2000（平成12）年10月に調査をしてから，1年余りというもの，20年間の自分の仕事ぶりを白日の下にさらけ出し，精神障害を負った当事者や家族の苦しみとともに，私自身のあり方が問い直されてきました．この「日義村精神障害者の状態調査」は，本当に辛いものがありました．

ずっとずっと，「このままの自分ではダメだ」という思いがあり，同じくどうにもならない精神保健の現実がありました．この現実から逃げたいという思いもありました．でも1人ではなく，2人で働くってなんて素敵なことでしょう．この4月，育児休暇から復帰した相棒の保健婦は，調査に参加していないけれど，おそらく私と同じ気持ちになって，この半年間支え続けてくれました．いっしょに訪問して同じ感動をともにし，辛いことも分かち合いました．

振り返ってみると，20年間の総括ともいえるこの調査が，村の社会復帰施設を作ろうというところまで，山間の小さな村がようやく動き始めてきたような気がします．

Ⅴ 看護協会の先駆的保健活動交流推進事業研修会に取り組んで

精神障害者の家族の状態調査

石塚　和子（東京都練馬区）

表1 練馬区の状況　平成12.1.1

人口	646,729人
世帯数	287,745世帯
高齢化率	14.8%
年少人口	13.4%
面積	48.16km²
保健所数	
区保健所	1所
保健相談所	6所
福祉事務所数	4所
ボランティアコーナー	4所

表2 精神関係機関・施設等

精神病院	3所
診療所	14所
精神科病床数	1722床
病院デイケア	3所（約390人）
共同作業所	21所（約380人）
保健相談所デイケア	6所（約100人）

（精神保健活動動向）

通院医療費公費申請数	5,318名
精神障害者保健福祉手帳	1,212名

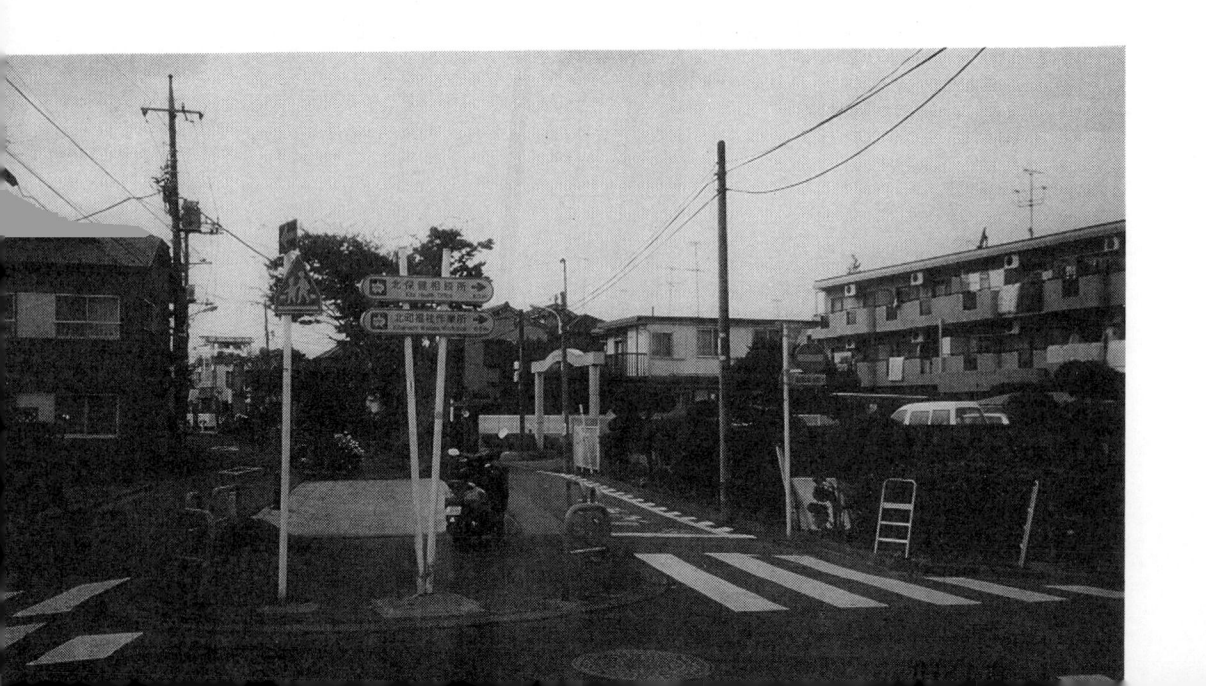

1. はじめに

　練馬区においては，これまで精神障害者支援の一環として作業所やグループホームづくり運動があり，多くの作業所やグループホームが作られ，それぞれの関係機関が連携しながら地域ケアを担ってきた経過があります．
　こうした活動を続けていく中で生活支援についてのニーズが課題となり，1997（平成9）年度には生活支援のあり方を検討することを目的に，「ニーズ調査実行委員会」が結成されました．そして，精神障害者が抱える生活障害の内容とニーズを客観的に把握するために，障害者本人を対象にアンケート方式のニーズ調査が実施され，報告書が提出されました．この中での暮らし方を見ると，家族同居の人が20代では76％，30代では67％と，家族支援の占める比率が大きいことがわかりました．
　こうした経過の中で，東京都看護協会から先駆的保健活動交流推進事業「地域における生活調査」研修の協力依頼があり，準備を進める中で，今回の状態調査を日ごろじっくり話を聴く機会の少ない精神障害者の家族の状況に視点を当てることにして，2000（平成12）年2月に実施しました．

2. 練馬区の概況

　練馬区は東京都の北西部に位置し人口66万余人．1999（平成11）年の組織編成により1保健所と6保健相談所で保健行政を担い，68人の保健婦のうち66人が受持地域を持つ地区担当制を守っています．今回調査の会場となった北保健相談所は練馬区の北東に位置し，人口約7万人，8人の保健婦が配置されている小規模の保健相談所です．

3. 調査の話し手と聴き手

　各保健相談所では精神保健業務の一環として「精神障害者の家族の集い」を毎月開催していますので，話し手の中心を家族の集いに参加している24名の家族の方々にお願いしました．聴き手の保健婦は北保健相談所7名を中心に，区内他所5名，他区8名の20名となりました．

4. 話し手の状況

　本人のプロフィールは男性が20名，女性が4名．30歳以下が7名，30～40歳が11名，40歳以上が6人です．
　介護者（家族）のプロフィールは本人との続柄では母親が19名，両親が4名，父親が1名と全部が親です．年齢では65歳以上が13名と半分以上を占めております．家族構成では，両親ないし母親と本人というのが13名と

なっています．

　発症ないしは発症を確認した年齢は10歳から14歳が3名，15歳から19歳が13名です．すなわち，19歳以下が24人中16名という構成で，教育課程での発症が多いということがわかりました．

　次に，どんな状況の中で発症したのかを挙げておきます．

①　夫は海外出張が多い企業戦士．私は学校の先生．長女も妹も成績優秀だったが，家族はそれぞれ自分の生活を送り，そろって何かをするということはなかった．

　長女は積極的でよく勉強し，中学受験も受けたところはすべて合格した．中2の時，文化祭で実行委員長をやったが，友人から「しきっている」と言われ，いじめられるというようなことを言い出し，肩凝りや疲れを訴えていた．中3では学級委員をするが，「自分の言うことをだれも聞かない」「他の学校に行きたい」と言い出した．3学期に学校の非常ベルを押したりする行動をとるようになり，また目の輝きが違うということで，私は学校に呼び出された．不眠もあったので知り合いの精神科に受診させ，内服を始めたが，副作用のため中断した．空笑と化粧を始めたため病院に受診，入院となった．高校は同じ学校に復学し，5月に退院して，休みながらも1年は終えたが，もう1度1年生をやったほうがよいと言われ，別の学校の2年に編入した．高校2年の正月に「自分は殺される」と言って警察に駆け込み，翌日病院に行き7か月の入院となり，学校は退学した．退院後は主治医のことで悩み，保健相談所に相談に行った．保健婦に都の精神保健センターのデイケアを勧められ通うようになった．以後病状は安定し，もう1度高校生活を送りたいと定時制高校を受験した．

②　公務員の父と専業主婦の母，男兄弟3人の次男として育った．小さい頃はおしゃべりで，ひょうきんであった．小学校の4年生のころから学校へ行く準備の動作が遅くなった．しかし，国語の成績はよく，記憶力もよかった．6年生のころから中原中也や太宰治のものを読むようになった．中学1年の時，学校から勧められてカウンセラーに相談したが，本人は「教科書どおりのことしか言わない」と反発し，続かなかった．中学3年の時学校を遅刻するようになったが，そのことで担任に殴られ，不登校となり，高校受験は失敗した．兄が高校卒業後アパートを借り，兄弟3人で中野区に住むようになったが，本人はどこへも行かずアパートに引きこもっていた．兄の大学卒業とともに本人はひとり暮らしとなり住居を転々と替えるが，8年前に好みのディスカウントショップがあるということで川越市に転居した．しかし，依然引きこもったままの生活を続けている．1997（平成9）年生活保護の申請をするために精神病院を受診し，精神分裂病と診断された．さらに，6か月後障害年金を受けるために川越市の精神病院を受診したが，その後は本人がいっさい受診しないために，現在は薬も処方されていない．母が2週間

に1度食糧の一部を運んでいるが，閉じこもったままの生活が続いている．

③　3姉妹の次女として生まれるが，気が弱く，いつも年子の姉の後にくっついていた．中学2年の終わりごろ，それまで厳しい練習にも耐えてきたバレーボール部を辞めたことがきっかけで友人関係がこじれ，手が震えるなどの身体症状が出るほど精神不安定となった．高校1年の時，3週間のホームステイの前にも強い不安を訴えたことがあった．

その後，大学受験に失敗し，レベルの高い予備校に入った．厳しい勉強や友人もいない生活が辛く，涙することもあったが，家族の前ではそういう姿を見せなかった．再度受験したが希望校に入れず，両親の配慮で短大の英文科に入った．しかし，入学式の翌日から起きられなくなり，1年間休学した．何もせず寝ているだけのうつ状態の一方，些細なことで怒り出し，物を投げたり，鏡を割ったり，発作的に家を飛び出すといった症状が，精神科クリニックに通院後も続き，短大を退学した．

医師は重症のうつ病・自律神経失調症と診断したが，パニック状態時の対応については，主治医からのアドバイスは得られなかった．3年後，思春期外来のある病院を受診し，てんかん性精神発作と診断された．

5．調査の中で見えてきたこと

発症に伴う家族の状況を見ると否定的な側面が強く出てくる例と，その反面，辛い時でも家族が発達している場合があることがわかりました．

発達のきっかけは，主治医が本人に，
「辛いことをがまんしないで話しなさい」
と言っているのを聞いたことから，家族が協力して本人の話をよく聞くようになった例や，保健婦から紹介された「家族の心得」を家族全員で読んだことで，夫婦が思いを1つにしなくてはと思って歩み寄るようになり，夫と協力しながら介護している例，また，今まで家族がばらばらで突っ走って生活していたが，本人の発症に伴い，妹が拒食症に，父親は不眠症に，母親は泣いてばかりいた時期を経て，「他人任せにしてはいけない，家族でやっていかなければ」と気づき，家族で考え，行動するようになった例，さらに，「人の気持ち，優しさ，暖かさを大切にするようになって，自分のできることは何だろうと常に考え，親としてできる運動をしている」という例もありました．

また，家族がこれからのことをどう考えているのかを見ると，かなり多くの人から「私たち2人が亡くなったらどうするのか心配」ということが出されました．施設に入れたいと考えている，家族から離して生活保護を受けさせたい．さらには，作業所に通っている人を何人か集めて，ビル管理をする会社を作ろうと考えている人もおられました．

要望事項としては次のようなことが出されました．

① 区役所に対しては
・生活援護センターや援護寮を作ってほしい
・緊急時の対応をしてもらいたい
・親亡き後安心して暮らせる施設がほしい
・閉じこもりと家庭内暴力は社会問題として取り上げてほしい
・清掃など精神障害者にも働く場所を設けてほしい
② 保健相談所に対しては
・区報での精神保健相談をもっと具体的にのせてほしい
・家族会を土・日にやってほしい
・定期的に訪問指導をしてほしい
・精神障害者に対する偏見をなくすために，啓蒙活動をしてもらいたい

以上のような精神障害者の状態から，家族として最も心底から求めていることは，「親が亡くなり，病気の子供がひとりになった時，対応してもらえる態勢を確立してほしい」ということであることを調査団として合意しました．

そして，この要求に応えていくために，保健相談所としては次のことが課題であることを確認しました．
① 家族教室を充実させていくこと
② 精神障害者の家族の悩みや訴えをきちんと受け止め，その対応ができるような態勢を作ること
③ この調査の報告会を話し手になってくださった人たちを中心に，みんなで計画を作り，できるだけ多くの人に参加してもらうこと

6．調査の報告会を実施して

そして，同年11月に調査の話し手になってくださった家族の方を中心に，鈴木先生をお迎えして北保健相談所で報告会を実施しました．

先生からは，前日に行われたやどかりの里の調査内容なども取り入れながら調査のまとめを報告していただきました．その内容に思わず涙ぐむ家族の方や保健婦もおり，報告会が終わっても，いつまでも話し合っている姿がたいへん感動的でした．参加者は30人足らずで多くはなかったのですが，共感し合った仲間の連帯としての成熟を感じました．

7．最後に

区では精神保健福祉活動を効果的に推進するために「練馬区関係連絡協議会」の設置を準備しているところです．協議会が精神障害者や介護者の要望が反映される機関として，きちんと位置づけられるように見守っていき，今回の調査内容を施策づくりに上げていきたいと考えているところです．練馬区が精神障害者も暮らしやすく生活できる地域としてレベルアップができる

か否かの責任の一端は，保健婦活動にもあると考えます．

　地域保健法の施行以降に進んだ組織編成，さらに，介護保険の導入で福祉職場に配属される保健婦が増えてきている中で，保健婦の活動スタイルが「地区担当制」を廃止し，「業務担当制」を導入する傾向が見えてきていますが，練馬区では「地区担当制」を守っています．今回の状態調査では，発症時期の多い学校保健との連携の大切さが見えました．
　母子，精神，難病，感染症とばらばらに考えるのではなく，地区を担当しているからこそ見えてくる地域の人々の生活を総合的な視点から見つめ，健康問題に取り組む保健婦活動を続けていくことの重要性を確信しました．

8．今回の調査に参加した保健婦が保健婦として考えさせられたこと

　①　1人1人の話を2時間かけてていねいに聴き，24人の方の話から柱立てに沿ってまとめていくという方法は，個を見て全体を考えるという公衆衛生そのものだと思った．私も保健婦としていろいろな方の話を聞いているのに，個々の方々の対応に追われていて，大切なことを忘れていたと改めて感じた．
　家族の深い悲しみや苦しみにどれだけ寄り添えるのだろうかと思い，共感することで話が深まるということに気づかされた．保健婦として相手の話を聴くことの重要性は感じていたが，共感しながら話を進めることの大切さを改めて感じた．
　どんな状況に置かれても，学習することで人は変わり，発達することのすごさを改めて感じた．また，人間は人の中にいてこそ人との関わりの中で癒されていくのだと思った．家族会や家族教室で今までやってきたこと，これからやっていかなくてはいけないことの必要性が確信となった．
　家族の方が孤立している辛さゆえに宗教に走ったり，人に攻撃的になったり，依存的になったりすることに対して，私自身批判的になっていなかっただろうか．そうなっている現状に対して，ほんとうは保健婦として，保健所として，行政として行ってこなかったことに，胸を痛めなくてはと思った．批判するエネルギーを解決するエネルギーに変えたいと思った．

　②　家族を主にした調査をしたことで，今までと違った角度で精神疾患を持った本人を見ることができた．そして，これまであまりにも家族の話を聴いていなかったことに気づいた．ほとんどの家族が自分のいなくなった将来のことを心配しており，精神障害者が地域で生活し続けるためのシステムづくりを，この生の声を反映して進めていくことの必要性を強く感じた．

　③　日々の保健婦業務の中では患者の訴えばかりに触れ，その家族に対する支援の弱さに気づく機会になった．今回その家族の抱える思いに触れるこ

とで，見えなかった思いが明らかにされ，ゆっくり傾聴することの大切さを改めて知った．

④　今回，自分の働く職場をフィールドとしての調査に参加させてもらい，結果をまとめていく中で，「点」のつながりが「面」に，すなわち，「地域」がおぼろげながら感じられた．また，家族の苦悩（家族を含めて精神疾患に対する理解の不足，社会的偏見の根強さ，医療を含めての社会資源の不足など，地域で生活していくためのネットワークの未熟さ）を痛感した．

また，予防的観点から物質的な豊かさや経済効率だけに捉われず，もっと心にゆとりを持てる社会づくりを，まず1人1人が自分の，あるいは家族の心の健康について，もっと考え，実行できるようになるための援助を，積極的にできればと思った．

⑤　この調査に他の保健婦と参加でき，何かしら共有できた気分を味わえたことが何よりの感動です．常日ごろ，自分自身が仕事を進める際に，ありのままを見聞きしたり，記録，報告する意識があまりなかったことに気づいた．話をお聴きした2例のご家族は，両者とも引きこもり（閉じこもり）状態にある男性の親で，両方に共通していたことは，家族しか本人を守れないという構えを持っており，心身ともにつきっきりでいて疲労しきっていた．また，本人の症状について不安と恐怖を大きく感じていた．家族が病気に関する学習機会を求めると同時に，専門家の介入を必要としているとの訴えが強く印象に残った．引きこもり状態の人たちに対する対応は社会問題とされつつあるが，今調査を経て保健所（相談所）や医療関係者が訪問するなど，本人にていねいに接近できるだけの制度や態勢づくりが早急に求められていると，さらに感じた．

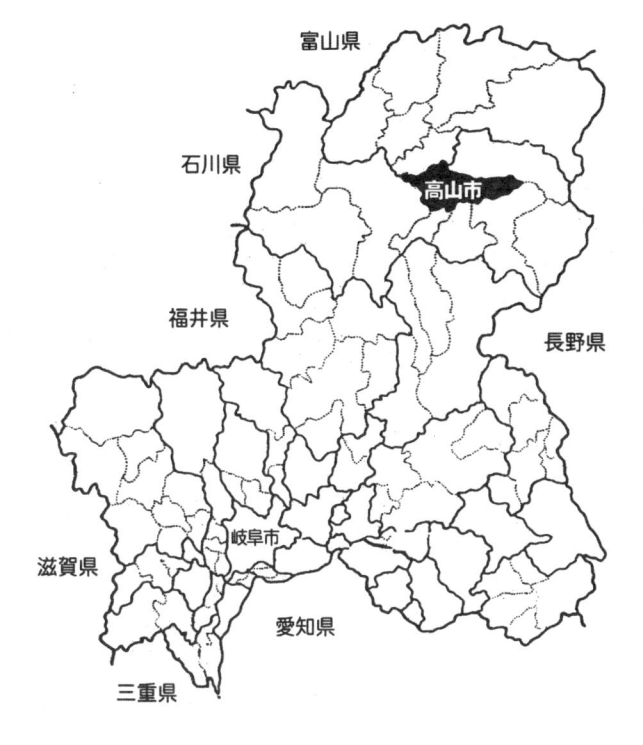

高山市の概況

　高山市は岐阜県の北部飛騨の中央盆地に位置し，周囲を中部山岳や白山連邦の山々に囲まれた飛騨地域唯一の市で，「飛騨高山」の名で知られる観光都市です．

　人口は66,539人（2001年），高齢化率は20.0％です．高齢者世帯は1,656，ひとりぐらし高齢者1,699人，痴呆性高齢者521人，寝たきり高齢者515人と年々増加しています．

　このように，高齢者の状況を見ても，国，県を上回って高齢社会へ移行していますが，同時に若者が根づく産業が少ないことなどから，若者の流出が高齢化にますます拍車をかけています．

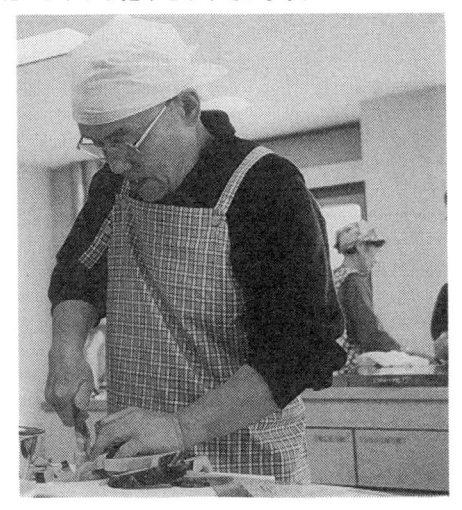

VI 高山市のひとり暮らしの高齢者が主体的に生きることができる地域づくりを目指して

ひとり暮らし高齢者状態調査の取り組み

長瀬　静代　（岐阜県高山市）

1. はじめに

　高山市では1996（平成8）年度に機構改革を行い，従来の福祉部門と保健部門の一部が合併した形で高年課となりました．そこで，保健婦の一部が，主に老人保健法における訪問指導と機能訓練事業を実施する目的で，福祉保健部高年課に配属されました．

　高齢者に対する事業を実施する中で，高山市のひとり暮らし高齢者の比率が県下14市の中でひじょうに高いこと，また，ひとり暮らし高齢者の心身の健康障害は即保健・福祉・医療のサービスが必要になり，社会的な問題につながることなどから，状態調査を行うことにしました．

2. ひとり暮らし高齢者の状態調査を実施しようと思った理由

　1982（昭和57）年に制定された「老人保健法」により，それまで実施していた訪問活動の中に，寝たきり者の訪問指導事業が入ってきました．訪問といえば母子がほとんどの中で，保健婦の間には，寝たきりの訪問がほんとうに必要なのだろうか，やれるのだろうかなど，最初のうちは抵抗がありました．しかし，初回訪問を保健婦，継続訪問を訪問指導員（嘱託・賃金雇用の保健婦または看護婦）とする訪問指導態勢をとって実施していく中で，訪問に行きかけると，その頃はまだ福祉サービスも充実しておらず，放っておけないケースも多く，徐々に全体の事業の中で訪問指導事業に大きなウエイトがかかってきました．また，寝たきりや痴呆の訪問を継続していると，どうしても福祉といっしょの組織で仕事をしたほうがよいのではないか，という思いが出てきました．

　そんな折，新庁舎が建つことになり，機構改革をきっかけに幾度も話し合いを重ね，1996（平成8）年度に高年課に移りました．

　最初の年は福祉の中に予防の大切さをわかってもらおうと意気込み，1年が10年もの長い年月に感じられるくらい，寝たきりや痴呆の訪問活動と地域リハビリ事業に明け暮れました．実際，福祉といっしょの組織で働くことによって連携等が取りやすくなって，対象者の把握が多くなり，訪問件数も大幅に増加しました．また，地域リハビリ事業も体系を整備することで，通所者の延べ件数も倍増しました．

　さらに，高齢者の実態，特に痴呆の実態を把握するために「痴呆性老人訪問調査」を実施しました．調査に当たっては，自分たちなりに検討を重ねたつもりですが，いざまとめるとなると，聞き漏らしたことが多く，まとめに苦労しました．結果としては「痴呆の早期発見と予防が大切」「痴呆の正しい知識の啓蒙活動の実施」「関係機関との連携強化」「介護負担軽減のための保健福祉サービスの充実」など，課題はまとまりましたが，具体的に事業を実施しようというところで，気持ちが動きませんでした．それは状態調査

を実施してみて初めてわかることですが，次のような理由からではないか思いました．

痴呆の実態調査は訪問での調査でしたが，最初に調査表を作り，それに沿って聞き取ってきて，訪問結果についてはみんなで共有することもなく，担当者がまとめて課題を検討するという調査でしたから，生活の実態がみんなに生き生きと伝わらないため気持ちも動かず，次の行動が起こしにくいということではないかと思います．

1997（平成9）年度，前年度にはできなかった「健康な高齢者への保健活動」をどうするか考えた時，以前から気になっていた「ひとり暮らしの高齢者」のことを何とかしなくては思いました．

高年課に移り，高齢者の相談を受けるようになって気がついたのは，5月の連休前後になると決まって高山から市外へ出て生活している子供たちが，高山に残している親が心配だと，施設入所の相談にたくさん来所するということでした．

また，市街地のある地域では，ドーナツ化現象で核家族し，高齢化率はすでに25.8％となっていますが，その地区を担当している保健婦は，ひとり暮らしや高齢者世帯の高齢者が寝たきりや痴呆になるので，家庭と病院や施設を行ったり来たりしたり，遠方の家族と連絡をとったりして奔走しなければなりません．こうなる前に，ほんとうにいつまでも元気でいてほしい，健康的に老いてほしいと思いました．

ひとり暮らし高齢者の数は岐阜県下14市と比較しても高山市の比率がいちばん高く，平均の6.0％を大きく上回って10.7％となっています〔1997（平成9）年度〕．こういう状況の中で保健婦は「どうしてなのだろう」という思いと，「元気な高齢者はどういう生活をしているのだろう」などという思いから，まず，高山市の高齢者にどうなってほしいのかということを保健婦間で確認し合い，状態調査を実施して，状態に即した保健施策を考えていかなければならないと思いました．

3．取り組みの経過

ひとり暮らしの高齢者の状態調査を実施するに当たって，調査までの課題として，① 保健婦が考える「健康的な生活」のイメージの確認，② 調査表の決定（アンケート調査の有無を含めて），③ 対象者の選定，人数の検討，④ 実施者の検討，などを挙げました．前年度の痴呆の調査のように課題を施策化していくために調査がつながらないようでは困るという思いは強かったのですが，では，具体的にどうすればよいのかわかりませんでした．たまたま「自治体に働く保健婦のつどい」の鈴木先生の分科会に参加した保健婦からの情報で「これだっ」と思い，その後鈴木先生に連絡をとり，状態調査を実施することになりました．

1) 状態調査についての学習

　状態調査の内容について鈴木先生から説明を受け，ぜひこの方法で調査をしてみたいと思いましたが，それは次のことからでした．
　① 調査をすると訪問が変わると言われたこと．若い保健婦が多く，訪問事業が中心の今の仕事の中で，訪問の中身が変わるということは，たいへん魅力的な言葉でした．
　② たった25人の調査で，なぜ1,200人のひとり暮らしの高齢者の状態が普遍化できるのか不思議でもあり，それならやってみたいなぁと思いました．
　③ 結果を返すことの必要性について認識できました．今まで調査をしても，直接住民に返すという意識はなかったのですが，調査された側にとっては当然のことで，そのことから出発するのだと納得できました．

2) 研修会開催およびアンケート調査・状態調査の打ち合わせ

　まず，調査を実施するためには，先生から聞いた内容をスタッフみんなに伝え，同じ思いで調査に入らなくてはなりません．そのために先生に来高していただき，高山市の保健婦だけでなく，管内の保健婦も対象にした研修会を開催しました．
　この研修で改めて，① 従来の調査の無意味さ，② 聞く人と聞かれる人の関係を乗り越えられないとほんとうの話は聞けない，③ 相手から学ぶ姿勢がないと感動はない，④ 感動を共有することで心が開く，⑤ ほんとうの要求は言葉にはならない，⑥ 「こういうことを一番求めている」と洞察する，⑦ いい調査をすると最後に「有難うございました」という言葉が出る，などを学びました．
　研修会終了後，今後の取り組みについて次のような検討を行いました．

(1) 調査のスケジュール
　　　9月～11月：アンケート調査の実施・統計
　　　12月　　　：状態調査
　　　翌年3月　：報告集会

(2) 調査の実施方法
　① 対象者の選定
　・25人
　・話が聞ける人
　・性別，年齢別
　・健康な人，ヘルパー利用者
　・子供の有無
　・仕事の有無

- アンケート調査回答の有無
- 各地区から
② 対象者への連絡方法
③ 実施
- スタッフ：鈴木先生
  　　　高年課保健婦　7人
  　　　理学療法士　　1人
  　　　訪問指導員　　6人
④ 話し合いの柱立て
- 家族関係：子供の就労，子供との関係
- 生きてきた歴史：生まれた所，暮らし
- 日常的な生活状況
  a．友人，地域，ヘルパー，市との関係
  b．社会との関わり（新聞，テレビ等）
  c．健康に気をつけていること
  d．1日の生活（特に食を中心に）
- これからどうしていくのか
- こんなことをしてくれるといいな

（健康な人を調査する意味：病人は特殊だから，地域の生活や地域を見ることができない．一般化ができない）

以上のような検討を行いました．

3）アンケート調査

　アンケート調査の必要性については，先生から「傾向を見るにはよい」というアドバイスを受け，状態調査との相乗効果を狙い，ひとり暮らし高齢者の生活および思いを把握する目的で，65歳以上のひとり暮らし高齢者1,148人を対象に，郵送による悉皆調査を実施しました．調査項目については，先生から「相手の立場に立って，最後まで抵抗なく，流れるように回答が書けるように組み立てるべきだ」というアドバイスを受け，何回も調査内容を練り直しました．また，民生児童委員や友愛訪問員の連絡会に出席し，問い合わせ等に対応してもらうよう協力を依頼しました．「傾向」という点だけを見るならば，後で行った「状態調査」のわずか25人の結果にぴったり一致したものになっています．また，回収率は75.8％と高いものでした．

4．状態調査の実施

　いよいよ調査の開始です．打ち合わせ会で検討した内容に沿って，1997（平成9）年12月17～20日の4日間で行いました．（表1）

初日の事前学習会では，訪問時に話し合ってくる主な柱立てを調査団で確認し合いました．主な柱は次の6つです．

① 親族，友人，知人，ヘルパーとの関わり
② 今まで生きてきた歴史
③ －a　今の暮らしの状態：住まい，健康状態，1日の時間，食事づくりと食生活，風呂，洗濯，掃除，地域社会とのつながり，生活の支え，家計
　　－b　仕事
④ 市の保健・福祉制度との関わり
⑤ これからのこと
⑥ 自治体に対して望むこと

　この事前学習会では，話し合いの共通の土俵づくりのために一定の項目を作成しますが，調査表は持たずに訪問し（記録は残す），訪問時に柱立てのことは忘れて相手の話を聴いてきます．そして，まとめると調査内容がすべて網羅されていたという理想の調査を目指し，系統的に話を聴いていく方法，個人の全体像を捉える方法をイメージしました．また，学ぶ姿勢から感動を共有し，その上で「どうしてこんなふうに思ったのか」と切り込んでいって調査を深めることの大切さなどを学習しました．
　2人1組，5班態勢で2日間の調査を実施しましたが，訪問後の15分間の報告会は，頭で考えたようにはいかず，最初はもたつきました．しかし，回を重ねるごとに，ケース全体が生き生きとみんなに伝わるようになりました．
　状態調査最終日は，まとめの柱立てに沿って，聴いてきた言葉を生かしな

表1　状態調査実施状況

日　程	時　間	内　容
1日目	午　後	状態調査の学習会および4日間の段取り
2日目	9:00～11:00	5班体制（2人1組）で訪問
	11:30～13:30	報告（1ケース15分以内，全員が記録をとる）・昼食
	13:30～15:30	5班体制（2人1組）で訪問
	16:00～18:00	報告（1ケース15分以内，全員が記録をとる）・夕食
	18:00～20:00	5班体制（2人1組）で訪問
	20:00～22:00	報告（1ケース15分以内，全員が記録をとる）
3日目	9:00～11:00	5班体制（2人1組）で訪問
	11:30～13:30	報告（1ケース15分以内，全員が記録をとる）・昼食
	13:30～15:30	5班体制（2人1組）で訪問
	16:00～18:00	報告（1ケース15分以内，全員が記録をとる）・夕食
	18:00～	まとめ
4日目	9:00～夜まで	まとめ

がら文章化していくのですが，客観的に伝えることがなかなかできず四苦八苦しました．保健活動を実施する時，住民にも上司にもよくわかってもらえないのは相手のせいだと思いがちですが，事実を客観的に伝えていないからだと気づかされました．

調査結果の主な内容を要約すると次のようになります．

調査対象は男性5名，女性20名で，年齢構成は65歳から79歳までが21名，90歳以上といういう人も1人います．子供は25名中21名があるし，兄弟姉妹も22名があるのですが，現実はひとり暮らしです．

ところで，ひとり暮らしといってもその状態は多様です．

「ひとり暮らしになって5年目だが，姉は市外に嫁いで働いているのであまり来てくれないし，息子は市内にいるがほとんど来てくれない．仲の良かった近所の人も最近亡くなってしまった」という人もいますが，他方「夫が最近亡くなり，町内会のことはすべて担っていてくれていた長男も，夫の3か月後に亡くなってしまった．しかし，長男の嫁が毎週土・日曜日には来てくれる．実家も近いので近所づきあいの人も多い」という人もいます．

飛騨地方は，戦前，野麦峠を越えて長野県岡谷の製糸工場に働きに行く女性が多かった地域ですが，今回の調査でも，岡谷へ行った人は1人ですが，25人中8人が小学校卒業と同時に糸挽き工場で働いた経験を持っていました．

全体として働き者が多く，現在も11名の人が働いています．66歳のある女性は，「旅館の料理の仕出しの仕事を23年間続けている．普段は午後2時から10時までだが，夏場の忙しい時は午前6時半から9時までの仕事している」といった状況です．

一方，高齢のための病人も多く，25名中15名が通院しています．また，困っていることとしては，屋根の雪降ろし，町内会の役回りといったことのほか，「買い物」というのが目を惹きます．ある女性は「大型のスーパーができて近所に小売店がなくなったために，運動をかねて30分歩いて行き，まとめ買いをするので，帰りはタクシーを使うことが多い」と言っています．最近の大型店の進出は高齢者に大きな苦痛を与えています．

ひとり暮らしですから，心配なことや困ることが多く，「電話に出られるうちはいいが，出られなくなったらどうしようか」と訴えた人が5人います．特に「だれも知らないうちに死んだらどうしようか」といった思いは強く，そのためにある女性は，「向かいのひとり暮らしの人と約束し，朝カーテンが開いていない時とか，また相手の方の新聞がそのままになっている時は，お互いの状況を見に行くようにしている」といった知恵を出して，心配事を乗り越えていました．

以上のような状態を整理し，調査団は施策化に向けて6つの検討課題を整理しました．

① ひとり暮らしの高齢者の健康を守るための手段について．

② せっかく制度を設けても，それを知らないでいる人がいる．この問題をどうしたらよいか．
③ ひとり暮らしで病弱な人の雪降ろしの問題をどうするか．
④ かなり高齢者で病弱な人の町内会の役回りや，出役をどうするか．
⑤ 医療費が上がっている現在，極端に収入の少ない階層の人をどうするか．
⑥ ひとり暮らしの高齢者同士が主体的に関わっていけるようなことを目指して，交流できるような場が設けられないか．

調査の結果は以上のようにまとまりましたが，訪問調査の経験をスタッフは次のように述べています．
① 人生の先輩の生きてきた歴史，思いや経験，生活背景を知ることで……
　a．深く感動した．ぽろっと出た言葉に重みがあった．
　b．買い物，雪またじ（雪よけ），病気になった時などの心細さが切々と伝わってきた
　c．自分には考えられないような人生を歩み，信念を持っている人が多く，自分の生き方について考えさせられた．
　d．本音を知ること，切り込んでいくことの難しさを実感し，普段の訪問では，表面的な発言を受けて判断していることが多いと反省した．
　e．長時間の訪問にもかかわらず，いやな顔もせず，数多くのことを語ってくれたことに感謝したい．
② 今まで対等な関係で話を聴くのではなく，行政として何かやってあげなければと思いながら話を聴いていた気がするが，共感し合いながら話を聴いたことで，状態を見ることができた．
③ 現在の姿しか見えないことが多かったが，過去も踏まえて接していくことの重要さを実感した．
④ その後の訪問で，ひとり暮らしの高齢者の所へ訪問すると，その人の生きざまに感動することができるようになり，また，「ひとりで暮らす」ということが，いろいろ問題はあるにしても，すごいと思えるようになった．
⑤ 状態調査で，対象者の抱える問題を自分のこととして感じることで，自分たちの活動の大きな原動力になると感じた．

5．報告集会の実施

たった25人の調査で，ひとり暮らしの高齢者の状態が果たしてどのようにわかるのか，最初は少し不安でしたが，まとめてみると生活の状態が普遍化されていくことに改めて驚き，また，課題を積み上げたことで次の行動が起こしやすくなりました．

この結果をぜひ報告しなければと心から強く思いました．上司は30名程度，先生は100名程度が入れる会場でと言われましたが，アンケートの回収率等からも，私たちはもっと来てもらえそうな思いがあったため，400名収容の市民文化会館のホールを借りることになり，市をあげての報告集会になりました．

1998（平成10）年3月19日，「65歳以上のひとり暮らしの高齢者が安心して暮らせるまちづくりをめざして，調査した結果を当事者，関係者と共有することで，今後の高齢者対策のあり方を考える」ことを目的として，ひとり暮らしの高齢者，民生児童委員，保健・福祉関係者，一般市民に呼びかけました．会場をホールにしたのはいいのですが，「ほんとうに来てもらえるだろうか」とか，反対に「もし入りきれなかったらどうしよう」などと心配をしました．

好天にも恵まれ，老人車（買物車）を押して早くから出かけてくれたひとり暮らしの方々の姿を見て，たいへん感激しました．総数350名の盛況でした．終了後のアンケートに答えてくれた方は143名で，内容は次のとおりです．

① ひとり暮らしの高齢者
　a．元気に出席できたことがうれしく有り難い．来て良かった．
　b．よく調査がくるが何の返答もない．今日はすべてを報告していただき，いろいろなことがわかってよかった．
　c．アンケート調査と状態調査をともに報告していただいたので，アンケート調査も生きた．
　d．思いは皆いっしょだった．同じ思いの人が大勢いて安心した．
　e．悩み，悲しみ，苦しみなど，心に迫るものがあった．
　f．自分は恵まれた生活をしているこを実感し，感謝しなければと思った．
　g．励まされ，元気を出さねばと思った．
　h．健康に気をつけようと心を新たにした．
　i．老後を楽しく，人のために尽くして生きようと思う．
　j．他人事と思っていたが，だんだん自分も同じ立場になってきたので，お互いに助け合い，力強く日々を過ごしたい．
　k．友達を持って元気で暮らすことが一番だと思った．
　l．民生委員，長寿会などで，いろいろなことを考えていきたい．
　m．行政だけを当てにするのはまちがい．ただ頼るのみでなく，これからの生活を過ごしたい．

等々，「感動」「元気」「感謝」「同じ思い」「がんばる」「自力」「交流」などの言葉が多く書かれており，前向きに自分たちの人生を送っていこうという姿勢がうかがわれ，感動しました．

② 一般参加者
また，一般参加者からは「きめ細かい調査で愛情あふれる報告に感動した」

「生き方で老後の生活が決まっていくと感じた」「健康に留意して，友達を作り，よい年寄りになるように励みたい」などの感想が多く書かれていました．

③ 民生児童委員

民生児童委員からは，「調査結果がきちんと被調査側に伝わったことは今まで記憶にない．アンケート調査の結果は，数字の結果のみ見せてもらうことが多かったが，報告集会という形で返してもらう方法は，ひじょうによくわかり，納得できた．調査結果を集会の場で報告したこと，行政施策につなげて考えられていることをたいへんうれしく感じた」や，「要求するばかりでなく，主体的な高齢者になっていくための指針が得られた」等の感想が述べられており，今後，課題を施策化していくために，民生児童委員との連携の重要性を考えると，たいへん励みにもなりました．

年度末のあわただしい時期でしたが，会場で涙を流しながら聞いている人たちを目の当たりにして，自分たちも感動し，ほんとうに報告集会をやってよかったと実感しました．そして，調査の課題を，保健婦として，できるところからぜひやりとげなければという思いを強くしました．

6．調査から事業化へ

状態調査の課題を検討していく中で，「ひとり暮らしの高齢者の健康を守る手段について」と「ひとり暮らしの高齢者が主体的に関わっていけるようなことを目指して，交流できるような場が設けられないか」の2つが，まず保健婦として取り組んでいかなければならないことだと考えました．

高山市では1993（平成5）年度から老人保健法の機能訓練事業を見直し，「障害を持っても安心して生活できる地域づくりを目指し，対象者を生涯を通して支援していく」態勢を作り上げました．

その1ステップとして，保健センターでのリハビリ教室を「中央リハビリ」として位置づけ，週1回6か月間（24回）通所してもらい，その間に障害を持ちながらも，主体的に自らの生活が組み立てられるようにします．2ステップは，2か所の福祉センターでのリハビリ教室を「地区リハビリ」として位置づけ，週1回1年間（48回）通所を継続してもらい，その間に見直した生活習慣が，日常生活の中で実践できることを目指します．そして，リハビリを終了した人に対しては，3ステップとして，地区リハビリ終了後「自主活動グループ」を作り，地区活動に参加する場を確保するという態勢を作ります．このように階段を追って支援していくようにしたことで，次のような成果が生まれました．

① 医療機関との連携がスムーズにとれるようになり，タイミングよく，早期のリハビリ教室につなげることができるようになりました．
② 訪問活動（個）とリハビリ教室（集団）で関わることにより，本人の

心理面が大きく変化し，そのことによって家族も変わり，生活習慣の改善ができ，障害を持っても前向きに生きる姿勢が出てきました．
③　5年間の中央リハビリ終了者150名中，ADL機能面では現状維持，機能アップが85％と予想以上の効果があり，そのうち脳卒中再発者はわずか5名で，ほとんどが再発後もリハビリ教室に復帰しています．また，死亡者は8名ですが，長期の寝たきり者は1名もいません．介護者自身も満足のいく介護ができたと評価しています．

　これらのことの他に，私たちは生き生きと変わっていく教室対象者を見ることで感動し，この教室の計画，実施，評価の方法は健康教室だけにとどまらず，保健婦活動のすべてに通じる基本であること．また個（訪問）と集団（教室）との関わりの中で，気持ちに働きかけて問題に気づいてもらい，自らが主体的に生活を改善できるよう支えることが，保健婦としての大きな役割であることを学びました．
　また，この事業を通して，障害を持つ以前のことに関わることの大切さ，少しでも障害を少なくしていくことの必要性を改めて感じていました．
　少しでも健康で老いてほしいという思いでいる時に，幸運にも鈴木先生の調査に出会うことができ，状態調査や報告集会を実施し，事業化することを考えた時，先ほどのリハビリ体系の中に「ひとり暮らし高年者健康教室」をぜひ組み入れたいと思いました．教室の中でさらに深く，ひとり暮らしの方たちの実態をつかみ，健康へのアプローチをすること，また，それを地域に広めていきたいという思いを強くしたのです．

7．ひとり暮らし高年者健康教室の取り組み

　健康教室の目的は，ひとり暮らし高年者の健康を守り，生き生きと健康的に生活できる力をつける，ひとり暮らし高年者同士の交流を深め，仲間づくりができる，ひとり暮らし高年者の声を地域，行政に伝え，安全に生活できる地域づくりを目指す，としました．また，対象者は65歳から74歳までのひとり暮らしの方15名で，開催は午前を原則として週1回，6か月間の24回としました．場所は少しでも身近な所でと思い，地域の福祉センター，児童センター等を利用し，学校区単位で市内を順番に回っています．対象者は広報で募集しますが，最初，高山市にはひとり暮らしの方が多いために応募者が殺到すると思っていました．ところが，15名の定員のうち応募があったのは7名だけでした．1999（平成11）年度から同じように始めた「ねたきり予防のための膝関節教室」は，朝から申し込みの電話が殺到し，30分で定員は埋まり，半日のうちに3倍もの応募者で，来年でよいからぜひ教室に入れてほしいという盛況ぶりです．この教室と比べると，ひとり暮らしの教室の募集には苦労しています．今年で4回目の教室となりますが，2回目以降は民生委員の連絡会に出てPRをし，対象者を紹介してもらうよ

うにしています．また，健康教室というと堅いイメージで，高齢者には抵抗があるのではないかという意見もあり，名称を今年度から「まめによらまい会（元気で集いましょうの意味）」としました．徐々にですが応募者も増えて，今年度は待望の男性が1名参加してくれました．

教室内容については表2のとおりです．

表2 ひとり暮らし高年者健康教室の1日の流れ

時　間	内　容	目　的	備　考
AM 8:30〜	ミーティング	スタッフ間の情報交換を行い，教室内容の充実を図る	スタッフの意志統一 マンネリにならないよう
9:00〜10:00	検温・検脈	正しい測定方法を身につけることで自分の平熱や脈を知り，家庭でも異常時測定ができる	今までに一度も脈を測ったことのない人が結構多い
	問診・血圧測定	自分の体調と1週間の生活を振り返ることで，疾病予防のための生活習慣を身につける 当日の事故防止	スタッフを多めにして，十分訴えが聞けるよう心がける 問診表に自分で体調を記入
	足湯	毛細血管の血流を良くし，身体が暖まることで「気持ちよさ」が実感できる リラックスしながら，仲間やスタッフとスキンシップや会話ができる 清潔に対する意識が高まる 湿疹等の疾患の早期発見ができる	一番好評で効果大である 徐々に自分でできるよう，湯温の調節，足拭き，ドライヤーかけを指導する
10:00〜10:15	水分補給	血流の促進を図る 家庭でも適切な水分補給を心がけることができる 仲間での会話ができる	水分を取り足らない人が多く健康教育をすると，皆びっくりする
10:15〜11:00	瞑想	短時間でリラックスできる方法を身につける（精神的・肉体的緊張をとる） 当日の事故防止	わずか5分間であるが，いびきをかいて寝てしまう人もある
	腹式呼吸	正しい腹式呼吸を身につける ＊筋肉でできている横隔膜を使うために空気の出入りがスムースで，効率のよい呼吸ができる ＊効果…疲労回復・精神安定・血圧を正常にする	健康な人はすぐできる人が多いが，障害を持つと正しくできるまでにかなりの時間をかけなければならない
	体操	関節の運動範囲を維持拡大し，それに伴って筋肉をストレッチできる バランス感覚を訓練し，生活の場での安全性を高める	音楽をかけながらの「ねてする体操」「椅子での体操」等を実施してもらうためにテープを渡す
	レクリエーション	知らないうちに，体力負荷がかけられる 行っている最中に，自然な表情(笑い等)が出てくる 前後左右のバランス運動・仲間づくり・上達感・声を出す	ミニバレー，風船バレー，缶ピンポンなど，全体の時間の流れを調節しながら実施
11:00〜11:30	休憩・健康教育	仲間との情報交換の場とする 身近な健康問題を取り上げ，生活習慣改善につなげる	生活実態を把握しながら，生活に密着した健康問題を短時間で話し合う
11:30〜12:30	後始末 カンファレンス	当日の教室の内容・個人の変化や状況について反省及び検討を行い，次回につなぐ	問題が解決しない場合は，訪問等でフォローする

表3 教室修了までのながれ

	内容	健康教育	気をつけていること
第1週目	健康教室開始 関節アンケート 関節チェック 1か月評価	・水分補給 ・体脂肪	・教室の雰囲気づくりに注意を払い，6か月間継続参加できるように関わる
第2週目	関節自己チェック 関節総合結果個別指導 歩行チェック	・膝関節	・自分の身体の状態が理解できるよう（特に関節を中心に）はたらきかける
第3週目	歩行チェック 3か月評価	・靴 ・歩行	・3か月評価を元に，個人の目標の見直し等を確認して対応する
第4週目	野外活動 調理実習	・介護保険 ・食生活	・仲間づくりが積極的図れるようにはたらきかける
第5週目	アクアビクス	・水中訓練 ・風邪予防	・自主活動につながるよう，終了後のイメージを話す
第6週目	地区引継ぎ 修了式		・地区のスタッフとの交流，引継ぎがうまくできるよう関わる

そして教室が終了するまでの内容の基本的なことは表3のとおりですが，この教室の中で大切にしていることは次のことです．

① 本人にとって心地よい場所であることに細心の注意を払う．

工夫していることは「足湯」です．「足浴」のことですが，問診終了後，最初は湯の準備，足を暖めること，マッサージ，足を拭くこと，湯を始末することなど，一連の行為をすべてスタッフが実施します．徐々に自分でできることは自分でやってもらいますが，このことによって，足の清潔について関心を持ってもらうことはもちろんですが，もっと大切なことは，気分がリラックスし，コミュニケーションがスムーズにとれるようになり，本音で自分の思いが語れるようになります．

② 主体的に健康的な生活が送れるよう，予防の視点を健康教育の重点にする．

本音が語れるようになると，生活の状況がよくわかります．寝たきりにつながらないよう，「水分補給」「関節チェック」「食生活」「歩き方」「靴の選び方」等，信頼関係を築きながら，行動変容ができるようになるまで実施します．

③ 地域でひとり暮らしの身近な相談者として民生委員との連携を大事にする．

民生委員に対象者を紹介してもらうために，連絡会に出席し，教室の内容や結果を説明して理解を求めていますが，民生委員の周りで，教室修了者が元気になった事例を目の当たりにして理解が深まりました．民生委員自身から，今度実施することがあればぜひ声をかけてみると言われるようにもなりました．

教室を6か月間，24回実施し，最後は修了式を行います．6か月前の緊張した雰囲気とは違い，融通がきかなく，協調性がなかった人が「この教室が何よりも楽しみ」と，みんなの世話を率先して行うようになったり，東京出身で飛騨の地になじめなかった人が，この教室の仲間と心を通わすことができるようになったりした経過等を思い起こし，本人もスタッフも感動の修了式となります．

参加者の代表者から，「6か月間親切で，優しく接してもらえ，心がゆったりし，開放された思いだ．ここで学んだことを思い出しながら，毎日の生活の中で実行し，元気に過ごしたい．今後お世話になることもあるかもしれないが，その節はよろしくお願いしたい」と，メッセージをいただいたりすると，スタッフは満足感ややりがいを感じます．

修了すると各地区へつなぎ，最終的には自主活動へ移行できるように関わりますが，今までに修了した28人中24人が自主活動を行っています．自主活動に参加できなかった人の理由としては，癌や頸椎の病気が見つかって療養中だったり，仕事のために日程の都合がつかないなどですが，その方たちには訪問指導の中で関わりを持つことにしています．

自主活動については，各卒業者が定期的に集ってお互いに交流を持ったり，障害者のボランティア活動を行ったりしています．たまに，保健婦も健康教育に呼ばれて参加しますが，皆生き生きとして年齢より若々しく，それぞれの立場を尊重し，気配りが感じられ，一段と良い雰囲気で自主活動が行われているのを見ると，私たち自身も改めて勇気づけられ，各地区に交流の輪が広がっていけばよいなあという思いが強くなります．

8．ひとり暮らし高年者健康教室を実施して

この事業を実施して感じることや学んだことは次のとおりです．

① この教室に参加される方の中で，フォークダンス，軽登山，友達との会食等，カレンダーにびっしり予定を入れている方があります．閉じこもることなく，元気で生活を楽しむことはひじょうに大切ですが，毎日予定を入れることによって，明日も元気にがんばろうと自分自身に言いきかせている様子が伺われるなど，かえって淋しさや不安を感じこともあります．老化への自覚が少なく，必要以上に関節に負担をかけたりするなど，身体に無理をかけている場合が多く見られ，その結果ストレスがたまったり，体調をくずしたりするのを見ると，残された身体の機能を大事に使ってもらう働きかけや，自分の体調をどうコントロールしながら，毎日の生活を送るかを一緒に考える必要性を感じます．

② 今まで体温や脈など測ったことのない人が多い中で，自分の平熱や平

常時の脈拍を各自が測れるようになり，異常時，家でも測定することができるようになりました．また，うつ傾向のある人，夜間不眠の人も多いのですが，参加することで，何かあった時に相談にのってもらえる所や仲間があるという安心感が生まれ，症状が軽減したり，早期の対応がしやすくなりました．

③　年齢とともに筋力や柔軟性が衰退していくことは，一般的には理解できても，実際自分のこととして感じていない人が多いことがわかりました．週1回の健康体操ですが，この教室で確実に筋力アップ，柔軟性がアップします．このことの積み重ねが，寝たきり予防につながることをスタッフが確信できたことで，今後の予防への取り組みの励みになりました．

④　食生活に関心を持ってもらう意味もあり，お茶の時間に毎回手づくりおやつを出しますが，おやつのためばかりだけでなく，お茶の時間をみんなひじょうに楽しみにしています．みんなで食べるとおいしさが数倍になると喜ばれます．調理実習も，保存のきく料理や体調不良時に簡単に作れる料理方法，常備食の作り方，電子レンジの活用方法等，ひとり暮らしの生活を考えての調理実習でないと効果的ではありません．特徴を考えた食生活への関わりを行うことで，「買ってきた，作ってみた」と実生活の中に生かしてくれることが多く，ひとり暮らしの食生活は大きなウエイトを占める基本的な問題であることを実感しました．

⑤　健康教育の内容は，高齢者にとって自分の身体を知ってもらうために大切なことを，ポイントをしぼって行っています．靴の選び方，食生活等すぐには実行できないこともありますが，自主活動に移行しても，実生活に生かせるように，くり返し行う必要性を感じています．

⑥　男性の参加がないのはなぜか．仲間がいればいいが，1人では参加しにくいのか．今回初めて男性の参加が1名ありました．妻を1年前に亡くし，淋しくてたまらなくて参加されました．教室に参加してまだ5回目ですが，ほんとうにこの教室に救われたと発言され，スタッフはますますやりがいを感じています．

現在の私たちの係は，長年寝たきりや痴呆の訪問活動を実施してきたこともあり，介護保険のスタートとともに，介護保険の訪問調査等も実施しています．最近特に多いのは，介護保険につながる以前の，また，介護保険サービス利用者で，ケアマネジャーが関わっていても，どう問題を解決すればいいのかわからない事例，いわゆる「困難事例」の相談が多く，状態調査を実施した頃にもまして，その解決に追われている状況です．そして，そのほとんどがひとり暮らしの高齢者です．

Tさんも，Sさんも体調をくずし，まったくの寝たきりになって排泄の始末ができなくなっても，尿臭のある部屋で湿ったふとんに寝たままで，定期預金が十分あっても，あるいはぬれた布団の下にお金を敷いていても，医療や入院を拒否し，介護サービスを拒否し，おむつも拒否します．それまでの生き方の問題なのでしょうか，他人に迷惑をかけたくないという気持ちがひじょうに強く現われ，結局，民生委員や近隣，行政等大勢の関係者を巻き込んでしまうこととなり，やはり，ひとり暮らし老人の社会的問題を考えさせられ，改めて健康で一生を送ることの難しさ，大切さを痛感します．このような状況の中で，ひとり暮らし高年者の健康教室を終了していく人たちを見ていると，生き方や価値観を含めて，現在起きているひとり暮らしの問題は確実に少なくなるだろうという思いが保健婦には生まれてきます．だからこそ，この「ひとり暮らし高年者健康教室」を継続し，交流の場を通して，仲間をづくり，生き方を考えていく場を広げていく必要性を感じます．

　同時にまた，ひとり暮らしの健康教室を実施していると，1人になるもっと前の段階である夫婦への取り組みも大切だと考えるようになり，なるべく早い段階での健康生活へのアプローチの必要性，つまり予防活動の大切さを感じます．現在，健康教室は小さい輪ですが，ひとり暮らしの方々から学びながら高山市の障害予防の計画に位置づけて，保健婦としての役割を果たしていければと思っています．

9．その後，2回目の状態調査を実施して

　1996（平成8）年度に新しく高年課ができ，ひとり暮らしの状態調査を実施しましたが，2000（平成12）年度には行政改革の一貫として再度組織改正が実施され，市民健康課という1つの課に統合されました．今まで2つの課に別れて行っていた保健活動が，母子，成人中心の保健予防グループと，高齢者が中心の健康支援グループになり，グループ間の連携がとりやすくなりました．そんな中で，「母子保健計画をどうすればいいのか」「乳幼児健診はこのままでいいのだろうか」等，特に若い保健婦や栄養士はいろいろな悩みを抱えていました．虐待等の社会問題がクローズアップされる中，現在の母親はどんな暮らしの中で育児をしているのかをを知らなければ，よりよい保健活動が実施できないと話し合いました．そのためには状態調査をすることが一番よいのではないかと考え，高山市としては2回目の状態調査である「母子の状態調査」を2001（平成13）年7月13～16日に実施しました．

　ひとり暮らし調査の時と違って，今回は市の保健婦が全員参加することになりました．加えて事務職のグループ長，栄養士，放射線技師，保健所保健婦にも参加してもらうことができました．調整等で担当者の苦労も多かったのですが，ひとり暮らしの調査を経験したスタッフたちがリーダーシップをとることで，調査そのものは順調に実施することができました．

　結果については省略しますが，まとめの柱立ての1つである「今回の調査

で聴き手として感じたこと」の中で「保健衛生の仕事をしている者として気になったこと，考えさせられたこと」がいくつか出されました．その中で一番大きなこととして，「保健センターと住民との間に距離があること」と「子供が健やかに成長，発達していくための子供たちの生活の仕方」が保健活動を実施している者としてたいへん気になり，考えさせられたことでした．このことを曖昧にしてはいけないということで，後日みんなで「申し合わせ事項」として検討することとしました．

10．申し合わせ事項についての検討会を実施して

調査終了後，早い時期に申し合わせ事項を検討する必要があるということで，1か月後，次のような申し合わせ事項の検討会を実施しました．

① 実施時期：2001（平成13）年8月16日
② 参加者　：調査団（市民健康課保健予防グループ・健康支援グループ）
③ 検討したこと
初めに調査に参加した感想を出し合いながら調査を思い起こし，調査団として気になったこと，考えさせられたことの中から「住民との間に距離があること」を中心に検討した．
④ 検討結果
　a．住民との距離感をどう思ったか．あるとすればどのような場面で感じたのか
- 虐待の通報は児童課や子供相談センターには入るが，保健センターには入ってこない．
- 健康相談は計測，健診はチェック，相談相手は友人になっているため，こんなことを相談してもいいですかと言われてしまう．
- 調査では聴き手のほうから聞かないと，保健婦とか，保健センターという言葉が出てこなかった．
- アンケートでも保健婦に対してこんなことをしてほしいなどという意見もほとんど出てこなかった．
- 保健婦が相談相手にあげられていない．
- これまで何らかの関わりがあるにもかかわらず，保健婦，保健センターという言葉がなかった．
　b．どうして距離ができてしまったのだろうか
- 保健婦は特別なことをする人になっている．
- センターはチェックされる場所となっている．
- 自分たちが聞きたいことしか聞いていなかった．
- 信頼関係もないのに，あるべき姿を押しつけていた．
- 上から住民を見ていた．
- 聞く人，聞かれる人の関係になっていた．

- 健診はそれなりに済んでいくが，満足して，また行きたいなと思ったり，ほっとする場所になっていない．チェックする場所になっていた．
- どうしてこんなことを聞くのだろうという目で母親を見ていた．

> 住民は保健婦の鏡と言われる中で，このような母親の姿は，保健婦の姿や保健活動そのものを写し出していることに気づいた

c．なぜ距離があることが問題なのか
- 知識の押し売りでは住民の求めているものに対応できない．
- 暮らしを見るのが大切なのに，暮らしが見えていないために，どんなことを支援していかなければならないかも見えてこない．
- 最低限の異常のチェック機能すら果たせないのではないか．
- 信頼関係がなければ保健婦の「より健康に子供が育つために」という思いも届かない．
- 何気ない育児不安に対する支援ができない．

d．保健センターは住民にとってどのような存在でいるのが望ましいのか
- 生物として生まれ，人間として育つためには，育児の学習なしにはできない．だから，保健センターは育児を学ぶことを保障する場として存在しなければならない．

具体的には，
- 安心して話せる場所
- 困った時にふっと思い出してもらえる場所
- 暗そうな顔をしている母親に，そっと声かけできる保健婦がいる場所
- 母親に寄り添った仕事をする場所

e．これから何をしていくのか
a）調査の学びから，母親の暮らしや思いなど，ありのままの姿を見ることに保健婦の基本姿勢を置き，事業の目的および展開を見直す．
b）母親の主体性を支えるための保健婦の力量形成
- 子供が成長する過程を正しく，深く理解する．
（「どう理解するか」で，情報提供の支援ではなく，母親の育児の主体化が図れる支援ができる）
- 現在の情勢（保健婦の状態，社会背景，地域，環境等）を的確に把握し，判断する力をつける．

f．調査から導き出された2つの検討課題について
a）母親と保健センターとの距離を埋め合うための「便り」について
内容は
- 保健センターや保健婦の仕事を理解してもらいたい．

- 母親が見る気になる便りを出すことによって，保健婦の母親の見方も変わってくるかもしれない．
- 母親にとって励みになるような便りが出せるといい．
- 高齢者とドッキングして，安心して暮らせる地域づくりを目指せるといい．
- いずれは母親が，自分たちで伝えたいことを発信できるようになるといい．

配布方法は
- 地域組織が育っていくような方法を考えていきたい．

b）集いの開催方法について
- 同じ背景の人が集い，語ることで，見通しが持て，正しい判断ができるようになってほしい．

　上記2点の検討課題については，報告集会での母親たちの反応を見ながら目的や内容について再度検討する．

　以上のように，調査で得た課題を関わるスタッフ全員で検討できたことは，今後，母子保健活動ばかりではなく，すべての保健活動に有意義であったと実感しています．

11．おわりに

　鈴木先生に来高していただき，2回も状態調査を実施できたことは，市の保健活動を実践していく上でたいへん貴重な経験ができたと感謝しています．
　最初，訪問が変わるという言葉が魅力的で飛びついた調査でしたが，2回の調査を実施していく中で，調査が目的ではなく，保健活動を充実していくことが目的だということを学びました．調査での訪問やまとめ，報告集会等の場面で得た感動や共感，達成感などを経験することで，目的を達成したと思いがちですが，そこで終わるのではなく，課題を事業化，運動化していくことが重要だということを改めて気づかされました．
　また，1997（平成9）～2001（平成13）年度の間に2回の調査に取り組んだ過程の中で，スタッフが保健活動のあり方や保健婦の役割を深めながら仕事に取り組み，少しずつでも力量をつけて成長できたのではないかと考えます．
　今後は，早く鈴木先生から自立して，主体的に調査が実施でき，住民が健康で安心して暮らしていける地域づくりをみんなで目指していきたいと思います．

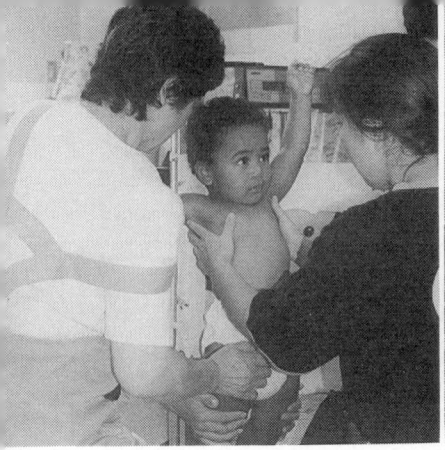

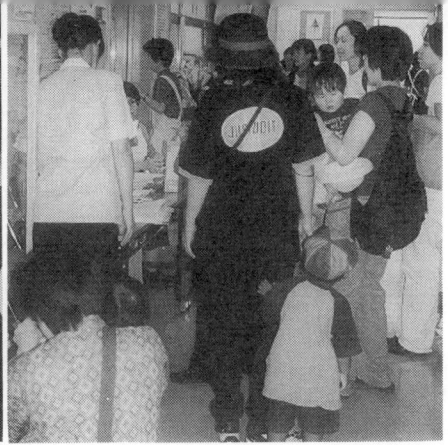

写真：上　1歳半健診
　　　下　新宿の街並

Ⅶ 軽い痴呆は老人保健係，重度の痴呆は予防係で

東京都特別区の保健婦の状態調査

高橋ひとみ（東京都杉並区）

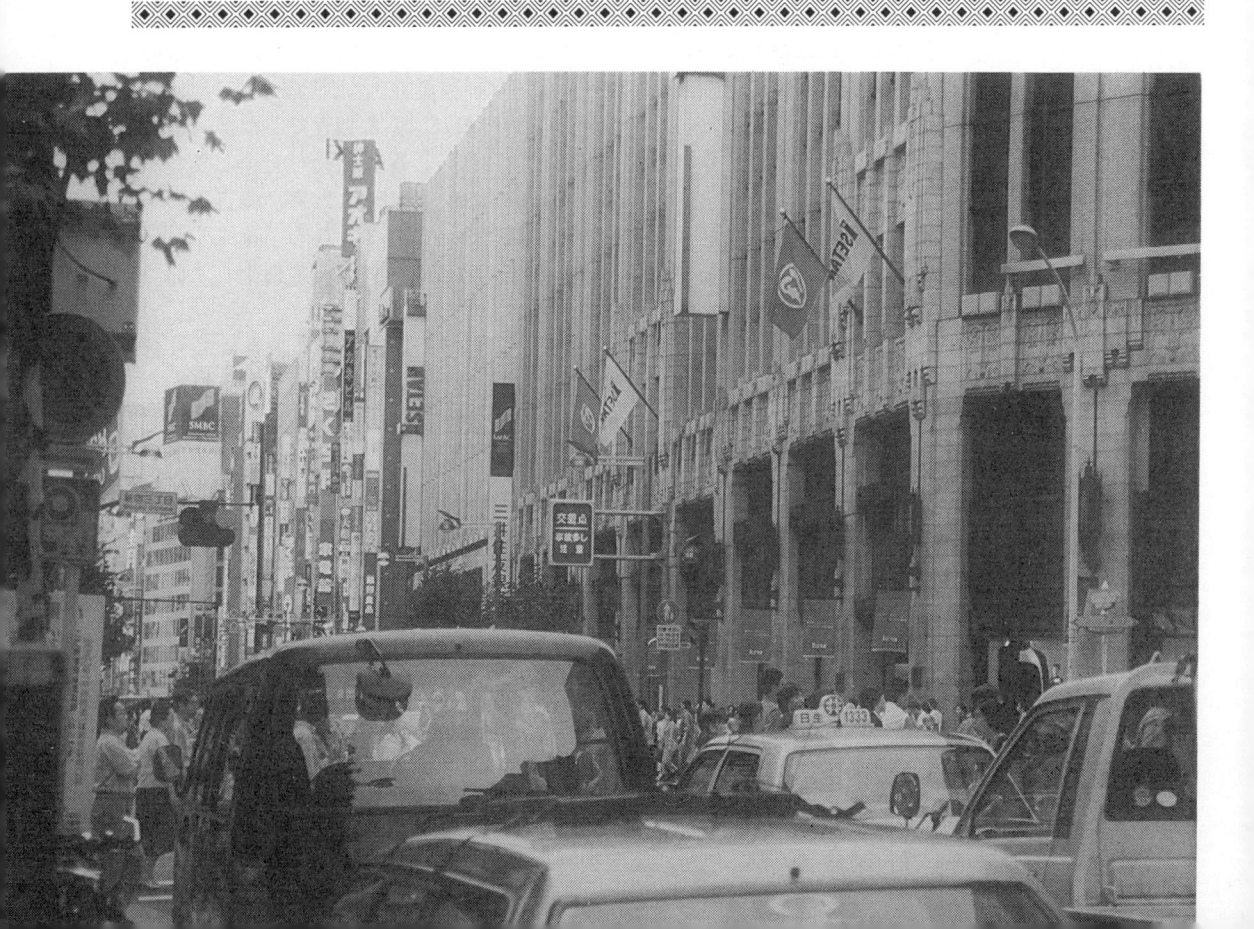

1．なぜこの調査に取り組んだのか

　　　東京都・特別区保健婦・保健士会は1980年（昭和55）年に発足しました．都の保健所で働く保健婦の組織である都部会と，特別区で働く保健婦の組織である特別区部会が集合した保健婦の自主組織です．その目的は保健婦（士）の資質の向上を目指すこと，公衆衛生の向上を目指すことです．
　　　現在，都の保健所は17保健所，14保健相談所から12保健所に統廃合され，保健婦1人当たりの受持人口が4万人になり，出張が1日がかりになったり，時差出勤が始められるなど，仕事の進め方が大きく変化しています．そのような中で都部会は年に数回の自主研究会を行っています．また，特別区部会は23区を東西南北の4つのブロックに分け，各職場の連絡員が集まり，ブロック会を行います．そこでは主に新しい取り組みや優れた活動を学び合ったり，1つの事業についてそれぞれの職場でのやり方を情報交換し合ったり，講師を呼んでの研究会を行います．その上に，各ブロックの代表が集まり，特別区全体の交流（幹事会）を行います．特別区部会の会員数は約1,000人，組織率は90％程度です．
　　　大きく変わったのは「保健所法」を廃止し，代わって「地域保健法」を制定〔1994（平成6）年〕したころからです．特別区は各区1保健所となり，これまで保健所だったものは保健センター，保健相談所，健康福祉センターとその名を変えました．その後，介護保険の導入〔1997（平成9）年12月〕に向けて，これまで保健所ごとに集中していた保健婦が，福祉分野などに分散して配置されるようになりました．保健所以外の配置部署は100にも及んでいます．そうなると，福祉分野の保健婦は上司が事務職で，保健婦会への参加を理解してもらえなかったり，1～2名の少数配置のため，実際に職場を離れることが困難な状況となりました．残った保健分野の保健婦も忙しくなり，これまでのような会の活動が困難になってきました．1997（平成9）年度から4年間，私は特別区の副部会長を引き受けていましたが，ブロック会や幹事会に出席する保健婦も，入って間もない保健婦が，研修のような意味合いで職場から送り出されてくるようになりました．
　　　私の所属する職場でも毎年のように組織改正が行われ，そのたびに保健婦の区内異動があり，これまでのように1か所でじっくりと腰を落ち着けて取り組むという雰囲気が少なくなってきました．管理職である医師の異動はさらに激しく，2～3年で他区へ移るため，その区の健康課題が十分把握しきれないままで，その区の政策決定に関わっているという状況です．したがって，国や都の政策のミニ版が提示されてきます．しかもラインが強調され，トップダウンの仕事の進め方が強まっています．このような中でベテランの保健婦が福祉部門に優先して配置され，残った保健センターの保健婦は，「健康づくり」事業などの新たな行政需要にも，少ない人数で応えなくてはならず，目先の仕事をこなすことに終始しています．保健婦が外に目を向け

られない蛸壺のような状況が進行中です．このような状況は，私の所属する区だけではなく，情報交換をすると，どこも同じような傾向があることがわかってきました．そのことに危機感を持った保健婦は，何とかしたいと思っていました．

そこで，特別区部会の三役に状態調査をやろうと提案したのです．職場の中がどのようになっているのか，保健婦はどんな思いで日々を過ごしているのかを，保健婦から聴き取り，明らかにしたい，そして保健婦のあり方をみんなで考えていこうと．

状態調査をやったことのある人もいて，すぐに合意が得られ，幹事会に提案することになりました．幹事会では，他で実施されていた生協の職員の状態調査や，教職員の状態調査を学習し，保健婦会特別区部会で実施することが決まりました．

2．私たちはどんな状態調査を行ったか

23区すべてを行うのは不可能と判断し，A区，B区，C区，D区，E区の5区の20人の保健婦の状態調査を行うことになりました．5区は各ブロックから1区ずつ出してもらうことになりました．（当時はまだ5つのブロックがありました）結果的には幹事さんの所属する区で，勤続10年以上の保健婦を話し手として選んで交渉していただきました．幹事さん自身も話し手になってくれました．聴き手も希望者を募り，6人の保健婦集団となりました．調査は2000（平成12）年1月7日夜から8日，9日，10日の3連休を当てました．保健婦会の活動を休日に実施したのは，私の記憶では初めてのことでした．

ある保健所の健診室を使わせていただき，午前に5人，午後に5人といった具合に来ていただき，1対1での話し合いとなりました．長い保健婦活動についてお聴きするのですから，2時間でも話し足りない状況でした．

お話をお聴きした保健婦は，19人が30歳から59歳の方で，勤続10年以上でした．

私がお話をうかがった方は，退職を間近にひかえた大先輩でしたが，最初はたいへん緊張しました．「何を聞かれるのかしら」といぶかしげでしたが，話が進んでくると，2時間も経とうとしているのに，「私の時間は大丈夫，もっと話してもいいのよ」と言ってくださり，心が温まりました．県の保健婦を経て都に入った彼女は，最初の10年間はサラリーマン化した保健婦に違和感を覚え，住民とともに悩む保健婦の道を模索したとのこと．妊娠，出産，子育てを働きながら経験し，ある区で徹底して住民の立場に立って仕事をしている保健婦に出会い，個別活動を大事にしながら地区活動をしていくことを学んでいきます．土曜会などの勉強会にも参加し，地域看護研究会も続けてこられ，忙しい中でも学習を続けていらっしゃいました．保健所の機構改革で結核などの感染症が集中化され，とても危惧していること，係長と

して後輩の指導が大切と思うが，非常勤職員の調整など他の仕事が多く，十分にできないでいる悩みなどを話してくださいました．

3．調査の柱立て

(1) 保健婦になってからの振り返り

① 看護婦および保健婦になったきっかけ
② 就職して最初に思ったこと
③ 保健婦になってから歩いてきた歴史

(2) 職場や仕事はどのように変わり，今どのようになっているか

① 介護保険法成立前後から今日に至までの職場と仕事の変化
② 全体として今職場の雰囲気はどのようになっているか
③ 職場の中で自分はどうなっているか
④ 今保健婦として心がけていること
⑤ これからやりたいと思っていること
⑥ 職場の状態や仕事をしていく上での悩み

(3) 生活の状態

(4) 以上のことから見て，今東京都特別区の保健婦はどのような局面に置かれているか

(5) 東京都特別区保健婦会として取り組むこと〜聴き手としての提案〜

(6) できればそれぞれの職場で取り組んではどうかと思うこと

　特に，保健婦になってから歩いてきた歴史についてはそれぞれ重みがあり，話し合いの中でも最も時間をかけたところでした．何人かの方からお聴きしたことを紹介しましょう．

　① 精神のケースが多く，自主的に行っていた研究会に参加しながら仕事をした．デイケア家族会を作り，その家族の方といっしょに作業所づくりに取り組むことができた．その後先輩保健婦のリーダーシップのもとに，住区センターを中心にした健康づくり活動が展開され，育児グループやダウン症の会，フィリピンママの会，中途障害者のグループ，健康大学OBグループなどたくさんの自主グループができ，こうしたグループの交流も始まった．今は健康づくり推進委員会や地域健康まつり連絡会を担当し，地域で核とな

る方たちと連絡を取り合っている．

② 保健所に入ったころ，保健婦が訪問の時に血圧を測るのは医療行為だということで持ち歩かないように言われた．しかし，本人の生活を見たり，受診勧奨をする意味で必要があると思い，血圧測定器を持ち歩いた．また，母子の事例を通じて母の混乱した気持ちを受け止め，母が自信を持って子育てができるように支えることを大切にしてきた．

③ 自分でも子育てのたいへんさを身に沁みて感じていたので，区の出張所を借りて地域の母たちと仲間づくりをしたり，子育ての辛い母たちのグループづくりをした．デイケアでは多くの精神障害者の回復のイメージができ，精神障害者を1人の人間として見られるようにもなった．思春期も含めた家族ミーティングなどを前向きに取り組み，やり甲斐があった．しかし，健康づくりの仕事はノウハウもはっきりせず，方向も見えずにいる．

④ 3人の子育ての最中で，1分1秒を争うような生活が続いている．住民の声を聴いて仕事をすることに3年くらいかかった．仕事は楽しくないとつまらない．事業の担当になった時に，「変えたいなあ」と思っているとアイデアが出てきて，研究会でぽっと話すとリーダーが拾ってくれた．そんなふうにして成果を挙げた．自主グループや健康教育では，そうしたことが何回もある．専任制になったのを機会に思春期問題や不登校，虐待などの調査から始めていきたいし，希望を持っている．

⑤ 学生時代から養護施設のボランテイアをして，多くの人たちと交流してきた．子育てだけでは物足りなさを感じて保健所に就職したが，健診の有料化をめぐって，ものすごい討論をする研究会の有様を見て，保健婦はすごい集団だと思った．1年後に酒害相談のグループ担当になり，「相手を信じて待つ」「みんなで作っていくもの」という指摘が保健婦としての姿勢になった．老健事業の準備で仕事に対するエネルギーをなくしかけたこともあった．新しい相談所に配属になり，その立ち上げの時期は自由な立場でできて楽しかった．健康づくりのグループを担当し，事業を広げることができた．

⑥ 出生数の多い時代に先輩の誘いで保健婦活動に力を入れていた町に就職した．活動の拠点は母子健康センターであった．保健所の栄養士と組んで会館に出向き，若妻会で家族計画を語るなど，母子保健活動を行ってきた．結婚，育児で中断し，居住地を変わったが，ふたたび働き，精神保健活動や健康づくりに取り組んでいる．精神保健活動は奥が深く，出会う人だれもが良いところを持っており，千人千様で保健婦として自分の生き方の幅，奥行き，深さを学んでいる．母子や成人のスクリーニングの問診の空しさも感じている．大都市でリストラに遭い目的喪失シンドロームに陥った男性や，よ

くぞ生きていたと思えるケースにも出会う．健康づくりに参加している人々はボランティアパワーとして役に立てたいと思っている．

⑦　医療関係者だった親の影響で看護婦から保健婦になった．当時はこんなに責任や使命のある仕事だとは予測もしなかった．新設の職場に入り，みんなで仕事を作り上げていく時期だった．1年目は母子，障害者，難病などの把握した全ケースを訪問し，じっくり話した．バブルの時期でもあり，老人保健事業を展開していった頃で，機能訓練事業をチームで担当し，利用者を見ながらQOLが大事なことだとわかった．活動の中から自主グループが育ち，障害者団体に発展していった．住民とストレートに気持ちが伝わり，やれば手応えがあった．担当人口が多く，職員の多い職場ではケースが多く，やってもやっても仕事があり，同僚も手一杯で，たいへんなケースも相談できず，孤立感があった．そんな中で疲れ過ぎずに仕事ができるように論議し合い，業務分担制を採り入れたが，業務分担制にはデメリットもある．1991年（平成3年）訪問看護の取り組みを始めた時期には，保健婦の分散をめぐって分けてやるべきとか，地区をしっかり見て仕事をすべきなど，1年かけて論議した．その後訪問看護は民間委託になった．1999年（平成11年）福祉事務所に働き盛りの保健婦が配置になり，保健所，保健センターではトップダウンで仕事が降りてくる．今，業務分担制の中で，事業の問題を全体で共有できにくく，また，たいへんさを共有できる人が少なく，パワーに転換していけない．ほどよく顔の見える距離で，みんなに問題がわかってもらえる規模がいいと思う．

⑧　1983（昭和58）年に老人保健法が成立し，訪問指導事業が導入され，寝たきりゼロを目指して活動を開始することになった．医療費の有料化というような問題はあったが，保健婦としては国の政策のバックアップがあり，ひじょうに充実した時期であった．1991（平成3）年，行政は訪問看護事業を導入してきた．私自身は訪問看護も保健衛生の立場で考えていたが，区のほうは訪問看護を福祉の立場で考えており，厚生部に属するようにした．私はそのことに反対であったが，結果的には私の考えとは違う方向になった．その時から行政に働く保健婦ということを考えるようになった．具体的には決められたことを前提に，その中で充実させていくことを考えていくようになった．これは私の保健婦としての生涯の中で極めて大きな節目になっている．

⑨　1981（昭和56）年に乳児死亡をなくすための全数訪問など，地域密着型の活動に取り組んだ．また，前年に老人の全数調査にも参加し，足で歩いて実態をつかみ，施策化につなげていく体験をしたこともあり，自分の足で地域に出て実態をつかむことが，私の保健婦活動の基本となった．1992（平成4）年からは保健所を維持発展させたいと願い，労働組合の執行委員

になって活動してきた．

⑩　保健婦になって第1の節目は，何といっても1980（昭和55）年に実施された寝たきり老人の実態調査だった．当初私は未熟児や結核の問題を優先すべきで，そうしたことをやらないで老人の実態調査のために時間を費やすことに批判的であった．しかし，調査が進むにつれて，例えば，今までもお風呂に20年も入らない人がいたということは聞いてはいたが，調査によってそうしたことが浮き彫りにされてくるとともに，そうした人をどうしていくか対策を考えるようになった．この実態調査によって私は保健婦としての意識改革が行われ，保健婦としてのあり方を身につけることができた．第2の節目は，老人保健法ができたことによって，今まで乳幼児と老人が主な対象だったのが，元気な成人層が対象となり，保健で抜けていた年齢階層が日の目を見るようになった．

⑪　私の入った保健所は元気な保健婦が多く，研究会で仕事のことを真剣に話し合っていた．そして予算のない中でも精神のデイケアを始め，3年間で週3回ほど実施するまでになった．また，地域の社会資源が乏しい中で，障害を持って家で暮らしている方のために，医療機関に往診やリハビリを頼み込んで実現するなど，連携を作っていった．その後も住区センターを取りかかりにして，地域の人と共同して活動を展開した．こうした仕事を保健婦の話し合いの中から作り出していった．

4．調査の中で際だって見えてきた特徴

職場や仕事はどのように変わったか，介護保険法成立前後から今日に至までの職場と仕事の変化を見ると，次のようになっています．

①　1999（平成11）年4月に介護保険課と基幹型介護支援センターに保健婦が1名採用された．2000（平成12）年から1保健所と5つの保健総合センターになることが決まっている．1995（平成7）年に係長制になってからラインが強まった．（A区）

②　1999（平成11）年4月から1保健所4保健センターになるとともに，保健所に結核感染症および診断書発行業務が集中した．しかし，場所がないので会場は各センターを借りて行う．時間的ロスも多く，心労も多い．一方，センターには結核や感染症の情報が入らないので，住民からの問い合わせがあってもすぐには対応できない．（B区）

③　1997（平成9）年4月から1保健所5保健センターになり，1999（平成11）年4月から診断書発行業務と合わせて，各センターにいた放射線

技師と検査技師が保健所に集中した．また，訪問保健指導事業が区役所の高齢者福祉部に移管され，さらに各福祉事務所にケアマネージャーとして保健婦が増員なしに3名ずつ配置された（計10名）．1997（平成9）年に各センターに健康づくりチームが発足し，事務職の健康増進主査が置かれた．また，各福祉事務所に中堅の保健婦を配置させたため，各保健センターには経験年数の浅い保健婦が残った．その結果，議論も深まりにくくなった．（C区）

④　寝たきり老人の実態調査後，1983（昭和58）年に保健所で訪問看護指導事業が開始され，保健婦1名と臨時の看護婦15〜16名が担当した．しかし，1999（平成11）年4月に区役所の福祉部高齢福祉課に移管され，増員を含めて保健婦は4名となった．保健所では要介護高齢者が見えなくなった．さらに，上から専任制が敷かれたために，元気な軽い痴呆は老人保健係が担当し，重度の痴呆は予防係の地区担当保健婦が受け持つことになったり，高齢者を症状で区切っていく現象が現われてきた．（なお，地区担当は堅持することになっているが，実態は以上のようになっている）（D区）

⑤　かなり早い時期に区役所の中に老人福祉課が新設され，1996（平成8）年に高齢者部になるとともに，保健環境部，F保健所，G保健所が3部並列になった．そして1999（平成11）年には保健環境部と高齢者部はそのままで，F保健所がG保健所になり，旧G保健所はG保健センターになった．高齢者部に高齢者の相談窓口が移り，また，高齢者部がかなり「先駆的」と思われるような仕事をする一方で，保健所の高齢者の相談が減り，保健所の保健婦の気持ちの中に，目に見えるような仕事をしていかなくてはという思いが募り，その結果，保健婦の気持ちの中にも業務分担制がいいのではないかという思いが出てきたことと，上からの指示があり，試行的という形で専任制が敷かれた．（E区）

このように，これまで複数あった保健所が区に1か所となり，結核などの感染症や診断書発行業務が保健所に集中されたり（B，C区），「介護保険」導入に向け，これまで保健所でやっていた老人保健法による訪問指導事業が福祉部門に移されたり（C，D，E区），さらに，介護保険担当部署への複数保健婦配置も見られました（C，D区）．

その結果，職場の状態は，次のように変わっていきました．
①　研究会が減り，話し合う機会が少なくなった．
②　情報が一定の所で止まってしまい，流れてこなくなった．
③　専任制が敷かれている所では，担当者間の話し合いは一定程度あるが，担当が異なる保健婦同士の話し合いは少ないし，わかり合えなくなっている．
④　自分が就職した頃はかなりていねいに教えてもらったが，今は新人のほうから相談しなければ，そのままという感じがする．また，新人も独自で

やっている感じがして相談しない．みんながばらばらになっているような感じがする．
　⑤　「あなたはどう考えるの」ではなくて，「こうしなさい」とか，「そのことについて勉強しなさい」と言われることが多くなった．
　⑥　職場に活気がなくなった．

　そんな職場の中で，保健婦は次のような思いを抱いています．
　①　自分は職場の中では中堅だが，時々自信がなくなる．
　②　自分の考え方ややり方が時代に合わなくなってきたのかなあ．
　③　事例検討会はあっても，悩みや愚痴を聞いてもらえる人がいない．
　④　3人の子育てをしているので休みが多くなり，「ごめんなさい状態」になっている．
　⑤　その場その場では一所懸命にやってきたが，自分は成長したのだろうか．きちんとものを言う先輩を見ていると，自分が保健婦を続けていていいのかと思う．
　⑥　主査試験を受けないことがやる気の評価につながり，プレッシャーだ．
　⑦　保健所をなくさないために組合の執行委員になったが，機構改革が進み，切ない．
　⑧　先が見えなくて前向きになれない．
いずれも元気の出ない状態です．

　一方，仕事をしている上での喜びもあります．次のとおりです．
　①　子育てグループの母たちから実践記録をもらい，保健婦活動の支えになっている．
　②　住民と接して暮らしの生の声を聴き，その人が生き生きとしているのを見たり，また，その人とのやりとりがびっくりするくらい楽しい．この楽しさがあるから仕事を続けてこれたと思う．
　③　地域の人が変わること．例えば，住区センターのやる気のなかった運営委員の目の色が変わった時．

　これまで特別区の保健婦は，住民の中にいる時に，住民と協同して事業に取り組んだ時に成長し，保健婦自身の大きな喜びになっていました．そうして，地域で暮らす住民の実態に基づいた仕事づくりを進めてきました．ところが，こうした各区のすぐれた独自の施策が見直され始めています．特に介護保険は，これまで自治体が公的責任として実施してきた保健や福祉の事業を放棄させ，これらを営利の対象としていく意図を持っています．この動きが強いため，今までどおり行政の内部だけで考えていたのでは見通しを持つことができない状況になっています．この調査の中で，保健婦が「自治体」という言い方をせず，いつの間にか「行政」と言っていることにも気づかされました．

そこで保健婦会として，次の2つのことを提案しました．

① それぞれ所属している自治体がだんだん自治体ではなくなっていくことを，みんなで検証していこう．

② また，できればそれぞれの職場で，保健婦として自分が歩んできた歴史を振り返ってまとめ，それを出し合って職場で話し合いをしよう．

5．状態調査を行ってどういう変化が出てきたのか

聴き手は3日間缶詰状態になって，話し手の話してくれた内容を出し合い，話し合いを重ねてまとめの作業をしました．5つの区だけでしたが，組織の名前は違っても，目指す先には共通したものがあること，すなわち，公衆衛生活動が切り捨ての方向に進んでいることを強く感じました．その大きな流れに翻弄されている保健婦の状態がうかがえました．「これまで自分が歩んできた歴史をまとめなくちゃ」が聴き手の保健婦から思わず出た言葉でした．

その後，定期総会で調査の報告をしたのですが，話し合いの時間を十分持つことができなかったため，会員にその内容がしっかり伝わったとは言いがたいものが残りました．また，報告書も参加者分しか用意しなかったため，後に増刷することになりました．

状態調査をしての変化は残念ながらまだ見えてきません．2001（平成13）年度から「特別区保健所関係自主運営業務研究会職免」について見直しがあり，各区で対応することになりました．これまでは年6回の職務免除が保障されていたのですが，区によっては，今までどおりに就業時間内に参加可能な区もあれば，全面的に休暇をとって参加しなくてはならない区も生まれています．保健婦会そのものの存続も危ぶまれています．今後保健婦（士）の横のつながりをどうつけていくのか，原点に立ち返って，みんなで考えなくてはならない時期にきています．

今回実施した保健婦の状態調査の内容を材料にして，今進行している行政の動きをしっかりと見据え，自治体の保健婦の進む道をみんなで探っていきたいと思います．これからが正念場だと思います．

調査終了後，聴き手（調査団）のメンバーは機会を捉えては集まり，戦後の政治・経済史の勉強会を始めています．

Ⅷ 介護保険後の分断の中で保健婦とヘルパーの気持がつながる

小千谷市保健・福祉関係職員の状態調査

阿部　尚子（新潟県小千谷市）

小千谷市の概況（2001年6月現在）

　小千谷市は人口41,833人，高齢化率23.2％（県21.0％）で，新潟県のほぼ中央に位置し，日本一の長河「信濃川」によって形成された典型的な河岸段丘の地形を有しています．総面積155.12平方キロメートル，豊かな自然環境の中，伝統を生かしながら脈々と産業を育ててきました．

　一方，国道17号，117号，291号，351号，403号を始めとする主要幹線道路が市内を通り，さらにJR上越線，飯山線，関越自動車道のインターチェンジもあることから，交通の利便性を生かし，多元的な産業都市を目指した活動も活発に行われています．

　医療機関は病院が3施設，開業医が20施設，歯科医院が19施設です．

　在宅介護支援センターは市内に4か所，特別養護老人ホーム・養護老人ホームが各1か所，介護老人保健施設が2か所あります．居宅介護支援事業所は6か所で，社会福祉協議会は訪問介護・通所介護サービスを合わせて実施しています．

　1979（昭和54）年に健康づくり都市宣言をし，保健センターが設置されました．現在，健康福祉課の予防係と保健係（係長，栄養士1名，保健婦10名）が配属されています．

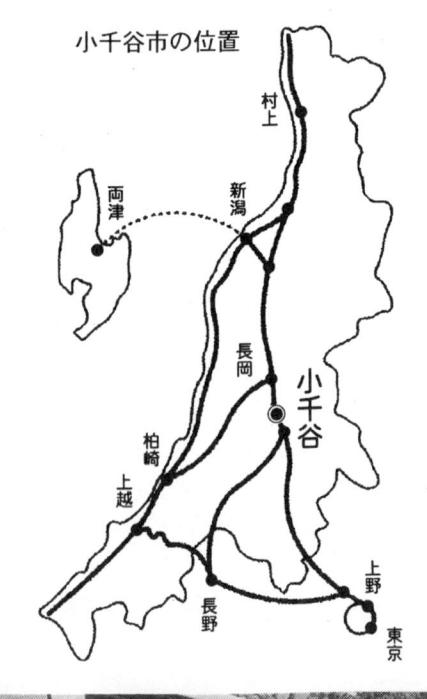

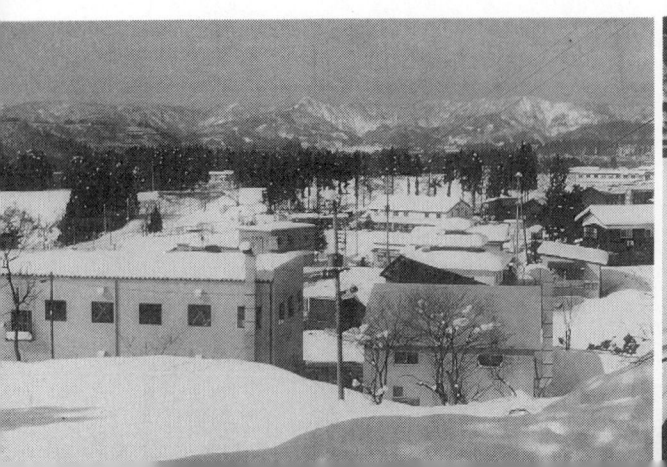

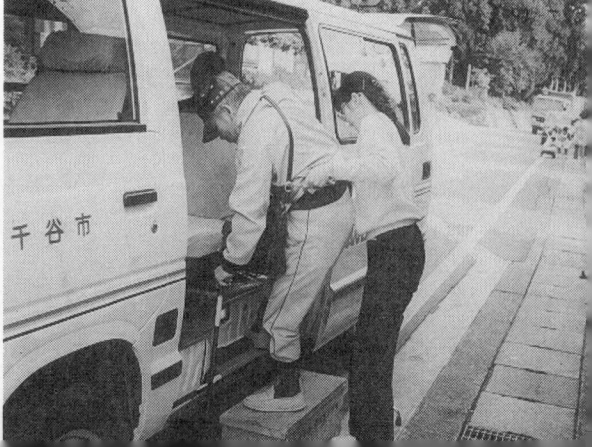

1．なぜ状態調査に取り組んだのか

1）機能訓練参加者の訪問調査への取り組み

　私たちが1996（平成8）年に職員の状態調査を行うに至るまでには，次のことからお話しなければなりません．

　小千谷市は人口約42,000人で高齢化率の比較的高い市です．私は1981（昭和56）年に保健婦として採用され，親子ほど年の違うベテラン保健婦6名と，当時は市町村での配置が珍しかった栄養士1名の保健指導係（現・保健係）に配属されました．以後，世代交代に伴い毎年のように退職・採用がくり返され，6年後の1987（昭和62）年にはすっかり入れ替わっていました．その後は結婚・出産のラッシュで，1人の産休もなく，全員そろって1年間の保健事業を終えることができたのは，それからさらに7年が経過してからのことです．この間，老人保健法の第2次，第3次計画が打ち出され，保健所の統廃合が進められ，地元にあった支所が廃止され，他方，高齢者対策が推進され，福祉との仕事がどんどん増えていきました．そんな中で，若い保健婦を中心に「自治体に働く保健婦のつどい」や，それを運営する他市町村の保健婦との交流により，自分たちの仕事の見直しをしたいという声が強く上がりました．そして，1995（平成7）年1月に名古屋で開催された全国のつどいで「農業といのちのネットワーク―農民のくらしと生活調査の方法」という分科会に参加し，鈴木先生と出会ったのです．その分科会に参加した保健婦は，保健医療福祉計画策定の中で感じていた疑問や不満・不安をぶつけ，保健婦全員で訪問調査に取り組むことを宣言してきたのです．「福祉はアンケート調査を実施してニーズを出しているが，保健の側には（障害者の生活ってこうでしょ）と言えるものが今ない．市の老人保健事業として取り組んでいる機能訓練事業は10年経過しているが，障害者の生活を見ていなかったことに気づいた．原点に返ってありのままの生活を見てくる訪問をやりたい．機能訓練事業の対象者40人を保健婦8人で調査したい」……この言葉に込められた熱意は，つどいから帰ってきた翌週の打ち合わせで伝えられ，話を聞いていた私は「これだけ一所懸命になれることなら大丈夫．今しかない」と思いました．

　こうして，ほぼ1年をかけて1995（平成7）年度に，小千谷市は脳卒中後遺症者で機能訓練事業参加者41名について，事業の参加者としてではなく，生活者としての実態を把握したいとの思いで，状態調査に取り組みました．訪問で聞いてくることの柱立てを助言していただいて，地区担当保健婦が1人で自分の担当地区の対象者を訪問し，週1回，2例ずつ報告を行う形で，すべて終了するのに半年かかりました．この報告会は夕方4時から1時間程度，事務職の係長・栄養士も出席してもらい，1回ごとに録音し，事例のまとめといっしょに鈴木先生に送りました．事例のまとめも，初めは柱立

てに沿ってB4版1枚に書いていましたが，毎週のことでたいへんになり，途中から訪問時に書いたノートをコピーすることにしました．（初めは訪問の時にノートを持って行って，書きながら話を聞くことは相手に悪いと思っていたので，訪問から戻って来てから大急ぎで書いたり，時間が経ってから書いて，あっさりとした内容になってしまうことがままありました）保健婦の訪問は基本的に1人で行っていることが多く，ほかの保健婦がどんな訪問をしているのか，また，相手の反応をどのように捉えているかを知る機会がなかったため，毎週の報告会は新鮮な驚きや共感を得ることができました．また，相手から教えてもらう，聞かせてもらうという姿勢で，ただひたすら話を聴く，聴き出すことを目的としたこの訪問は，今まで経験したことのない訪問となりました．ただ黙って聞いていたのでは話をしてくれません．相手にこちらの思いを伝えながら，また相手の言葉に共感しながら促していかなければ，本音の言葉が出てきませんでした．ひじょうに時間のかかる訪問でした．

　このように，1件の訪問ごとの報告会を積み重ね，最後に鈴木先生の力をお借りして，まとめの柱立ても作り，その柱立てに基づいて今まで聴いてきたことをまとめました．これはなかなかたいへんでしたが，まとめ終わったところで，調査対象者本人と介護者の方をお呼びして報告集会を開催しました．報告集会では，脳卒中の後遺症に負けずに生活している1人1人の生きざまや，それを支える家族の思いが参加者全員の共感を呼び，私たち保健婦にも大きな達成感と感動をもたらしました．また，高齢者サービス調整チーム処遇検討部会の構成員の方々にも，担当した保健婦から報告をしました．調査を実施して障害とは何か，もう1度事例を通して理解・整理し合うとともに，障害者も家族もみな地域で暮らす生活者の1人であることを学びました．

　この報告集会の感動が冷めやらぬうちに，次のステップに踏み出そうとしている保健婦がいました．彼女は名古屋のつどいで，鈴木先生から出されていたもう1つの課題を実現しようとしていたのです．それは，当時は「総括会議」という言葉を使っていましたが，調査したことを課題化することのステップを捉えていたものです．

2) 職員の状態調査への取り組み

　当時のつどいの報告集からそのことを抜粋させてもらいました．「今，地域保健法でうたわれている保健と福祉の連携というのは，保健婦が保健婦の仕事をしないで，福祉の仕事をやらされてしまうことが懸念される．そのことを総合化と呼んでいるようだ．一番理想的な像を，障害者の訪問調査でも，生活調査でもやるならば，保健担当と福祉担当が調査団を作って調査を行い，課題を出す時に，福祉としての課題と保健としての課題の両方を出す．これが住民のところからの総合化である．ただ力量がない時にこれをやると整理

がつかなくなる可能性はある．だから相当，保健婦の状態を調査しないとだめだろうし，福祉関係がどうなっているのか，よく見ないとだめだろう．まず，2人1組になってひととおり歩いてみる．次に，総括会議をどうするか，そして課題をどういうふうに出すかである．調査はまず，状態を明らかにすること．次に課題を析出すること．この2つをやらないと運動化できない．大事だということと，小千谷の保健担当としてやれることは別問題である．そこを総括会議で詰めること．（中略）障害者の生活調査は一般の生活調査ではない．今，保健のほうからも問題はあるが，福祉のほうからも同じような問題があるのではないか．そうしたら，福祉といっしょに学習会をして，こっちから両方を作っていかなければしょうがない．今までと質的に違う政策，保健の質そのものをまったく変えていく動きがあるのではないか．差し当たって保健と福祉のところで共同戦線が張れれば，見通しが出てくるのではないか．（中略）福祉担当職員の状態と保健担当職員の状態の相互理解が進んでいないのではないか．その場合，まず相互理解をした上で，当面は別々に発達しよう，あるいはいっしょにやっていこうなどという方針が立つと思う．相互発達の関係までできたら職場の民主化はできる．しかし，相当に，お互い歴史的に積み重ねてきた壁があるから，時間がかかるかもしれない」とあり，この言葉を受けて彼女は「福祉といっしょにやっていくには，問題の共有化が必要だということだが，職場の状況を知ることを抜かしていたことに気づいた．壁を作ったままいっしょにやろうとしているのだから，うまくいくわけがない．実際，すぐ話し合いを持ちながら，やっていきたいと思う」と答えています．

　機能訓練参加者の報告集会で確かな手応えを得た彼女は，まず保健婦仲間に相談しました．事業の見直しの必要性を感じていた保健婦は，生活調査のすばらしさと保健婦自らの役割を再確認するとともに，チームとして取り組むことを切実に感じていました．保健婦集団でできることは何か，関係職種との関わり方をどうするか，障害者の生活実態はわかったけれど，その人たちを支える側の職員の状態はどうなっているのか，このこと抜きには課題の明確化につながらないように思えました．幸いにも，当時の上司が現場畑の出身で，保健婦の仕事のすばらしさとたいへんさを認めてくれた方で，課長への説得を一手に引き受けてくれました．また，彼女のほうからは機能訓練事業の参加者に関わりを持つ福祉分野の職員に，声をかけていきました．そんな中で，生活調査のイメージもわからないながら，お互いを今以上に理解し合い，よりよい人間関係，職場環境を築き上げていきたいという気持ちを強く持っていた方に出合いました．小千谷市社会福祉協議会のホームヘルパーさんたちでした．デイサービスや老人保健施設のほうにも声をかけたのですが，「やってみたい」という返事が返ってきませんでした．今になって考えるに，ヘルパーさんの仕事は福祉の活動の中で最も古くからあり，時代の変遷で仕事が変わってきていたこと，保健婦と同じように圧倒的に女性の多い職場であったこと，社会福祉協議会の職員に移管され，役割分担や身分が不

明確であったことなど，いっしょに調査に取り組む対象として適していたように思われます．こうして，1996（平成8）年12月に小千谷市健康センターの職員15人，小千谷市社会福祉協議会のヘルパー14人を対象に状態調査を実施することとなりました．

2．私たちはどんな状態調査を行ったか

まずは，調査団をどのように編成するか，全員を調査対象とするかどうかという2点について相談した時に，
「心を通わせること，そして気持ちがまとまっていくためにやるんだよ．緊張度が高い（面識のある者同士での面接）ことはいい調査ができる」
と先生に言われ，調査団は先生を含めて5人とし，社協から2人，保健婦から2人出すこととしました．また，（調査せずに）残った人に悪いという理由で全職員を対象としました．

機能訓練事業参加者の状態調査の経験がある健康センターの職員の方は，調査団の選出や全員参加についてすんなりと決まっていきましたが，社会福祉協議会のヘルパーさんからは「1人2時間とは長い」とか，「担当しているケースの生活を話し合うのかと思った」という声が出され，なかには「勤務評価をするつもりではないのか」と直接組合に話をしてしまった方もいました．数回の話し合いを持ち，最後は社会福祉協議会の事務局長の「よいことは認められていく」という言葉に後押しされ，なんとか全員参加に落ち着いていきました．

こうして，12月の13，14日の土・日に調査することが決まり，前日の夜7時から9時まで調査団の打ち合わせを行いました．生活調査の経験がある私たち以上に，社協の2人が緊張していたのが印象的でした．打ち合わせの中で，「相手の苦しみや悩みに共感すること．それは技術ではない」「相手の話したいこと，聞いてほしいことを聴く．終わった時に『有難うございました』という言葉が出てくれば，相手の方は満足してくれたこと」といった言葉を聞いているうちに，自分のできる範囲でやれればよいという気持ちになっていきました．調査団が共感したことを報告集会で広げていくと聞き，改めて身の引き締まる思いでした．

1）調査対象者のプロフィール

- 性別　　男3，女22，計25名
- 婚姻別　未婚5，既婚20
- 所属別　健康センター13，社会福祉協議会12
- 職種別　ホームヘルパー12，保健婦7，栄養士1，看護婦1，事務職4

- 年齢別（職種別）

	ホームヘルパー	保健婦	その他
20～24歳		1	
25～29	3		2
30～34		3	
35～39	1	3	1
40～44	4		1
45～49	4		1
50～59			1

- 勤続年数別（職種別）

	ホームヘルパー	保健婦	その他
～3年	5	1	
4～5	3		1
6～9	4	1	1
10～14		4	1
15～19		1	
20～24			1
25～29			1
30～34			1

- 両親との同居　14名

2）状態調査のまとめの柱

（1）職場と仕事の状態

A．ホームヘルパー
① ホームヘルパーになったきっかけ
② 今の職場に入って驚いたこと
③ 仕事や職場はどのように変わってきたか
④ 仕事に対する取り組み……いくつかの具体例
⑤ 仕事に対する思い
⑥ 今の仕事をしていることの喜びと支え
⑦ 仕事上の苦しみや困っていること
⑧ ホームヘルパーになって自分が変わったこと
⑨ 臨時職であることの思い

B．事務職，栄養士，看護婦
① 今の職場にきて驚いたり思ったこと
② 仕事に対する思い
③ 仕事に対する喜びや苦しみ

C．保健婦
① 保健婦になったきっかけ
② 今の職場に入って驚いたこと
③ 仕事の中身
④ 職場・仕事の変化
⑤ 仕事に対する思い
⑥ 今の仕事をしていることの喜びと支え
⑦ 仕事に対する苦しみ，不安，思っていること
⑧ 保健婦になって自分が変わったこと
⑨ 仕事の取り組みと変化

（2）暮らしの状態
　A．食事について
　① 食事づくりへの家族の参加状況
　② 家族と食事
　B．休日の過ごし方
　C．家計
　D．趣味

（3）これからの暮らし方，生き方
（4）今回の調査を通して導き出された検討課題

　以上の柱立てに沿って1人1時間半から2時間の聞き取りを行い，1人終わるごとに5人の調査団が集まって15分程度の報告会を行いました．報告は「なるほどな．よくやっているな．自分と違うな」という部分を引き出すもので，ポイントを絞って行うようにしました．
　調査団としての2日間は私にとって画期的な体験となりました．人の話をじっくりと聴くこと，話していた内容を正確に皆に伝えること，自分が感じ取った思いを，否定もされずにまるごと受け止めてもらえたこと，これらは日々の業務の中では感じられない充実感をもって，私の胸に強く残りました．
　翌日，月曜日は1日かけて調査のまとめを行いました．職種による違いがかなりあったため，次のようなまとめとなりました．

（1）ヘルパー
　「資格がなくともできる．入る時は無資格でもよかった．そのため，身体介護を未経験者がすることに驚いた．また，初任者研修すらなかった」など大きな戸惑いの中で仕事を始め，多くの対象者との関わりの中で，「ヘルパーを待っていてくれる．感謝される」ことに喜びを感じ，やりがいを持っていました．ゴールドプランが進められるとともに増員され，1993（平成5）年に小千谷市から社会福祉協議会に委託されることとなりました．また，一方で「介護福祉士」が1988（昭和63）年に制度化され，専門職として確立されていったのです．社会福祉協議会の職員としては，臨時職で1年更新という雇用形態でしたが，「正職員になって24時間対応や土，日の出勤を求められると，小さい子供を抱えているので勤めることが難しい」という意見と，「1年更新なので続けて働けるか不安である．臨時職員のためローンが組めない．同じ建物で同じようにフルタイムで働いているのに，ヘルパーだけがなぜ臨時なのか」という両極端の意見があり，待遇面での合意を得ていくことの必要性と，今後の社会情勢を踏まえた学習と話し合いの場を継続することが大きな課題として出されました．

（2）事務職，栄養士，看護婦

　保健婦と違って異動があり，客観的に仕事を見つめていることがわかりました．今の職場に来て「保健婦の専門職としての意識の高さに驚いた．事業がいっぱいあり，前の課の1年分の伝票が1か月で集まる」と驚いていました．また，「法律がどんどん変わって仕事量が増えている．保健婦が忙しそうなので単純な仕事はカバーしたいと思っているが実現できない」と，現在の仕事に対する思いを語っています．また，「相手の反応がよく見えないので，仕事に対する喜びという形では現わせない．仕事は楽しくない」という気持ちを聞き，同じ職場で働く者として考えさせられました．

（3）保健婦

　私が採用されたばかりの1981（昭和56）年ごろは検診終了後のミーティングもなく，何をしてよいか自信が持てずに仕事をしていましたが，15年の間に老人保健法の制定，地域保健法，予防接種法等大きな法律の制定や改正等が続き，保健婦の業務は増えていく一方でした．これらの仕事の中身の変化について，「退庁時間ぎりぎりまで現場に出ているので，退庁時間後に事務処理や仕事の持ち帰りがある」「1年中ほっとする時がない．今年のうちに来年度事業を準備しなければならない」「検診の通知書の袋詰めをやっているといらいらする」などといった焦燥感に捉われていました．このような状態の中でも「関わった住民から有難うとか，話がよくわかったと認められた時，喜びを感じる」「訪問した人とのつながりが感じられる時がうれしい」という喜びを支えにし，「地域の中をトータルに見て，地域の特性から予防活動および健康づくりを進めていくのが保健婦の仕事である」という自覚を，すべての保健婦が持つに至っています．

　事業は確実に増えていますが，その中には保健婦自身が住民と接していく中で，住民が必要とする事業が，とりわけここ4～5年の間に増えてきています．また，これらの事業に対し，共同して皆でやれるようになってきました．具体的に言えば，住民とは指導の対象というよりは，感動を共有しようとする関係に変わってきましたし，保健婦同士はもちろんのこと，さらに職場の中でも相互理解に努めてきました．こうしたことによって，地域保健法の新たな局面の下で，保健婦本来の役割を再認識できるようにしてきました．そのような新しい状況に見合った健康づくりに向けて，住民と保健婦の関係づくりが求められ，どのように進めていくのか，という大きな課題が出されました．

　さらに，年が明けて1月21日に行われた報告集会には調査対象者だけでなく，各職場の上司も参加し，保健も福祉も時代の変遷の渦中にあるのだということを皆が実感できました．保健婦もヘルパーも自らの仕事を通して成長発達してきており，さらに利用者・住民との関係の中で相互発達している過程が語られました．この時の報告集会で出された「措置制度の後退が保育，

教育，福祉で起こっている．公的責任が後退し，替わって企業が入ってくる．いのちとくらしを大切にしていこうとする力と，経済成長を大事にしようとする力のぶつかり合いになる．いのちとくらしのネットワークづくりがこれからの課題であるが，それは保健婦だけではできない．これらの課題をめぐって職場の中に合意を形成することが差し当たっての課題となる」というまとめは，その後何年もの間私を苦しめてきました．どのように具体化するか，報告集会に参加した上司からは「何を具体的に取り組んでよいかが見えない」と言われ，課題の確認はできたが具体策がつかめない（行政として行えることが出てこなかった）という限界のようなものを感じました．

3．状態調査を行ってどういう変化が出てきたのか

　報告集会の参加者には，さらに参加しての感想を提出していただき，これを基に庁内での報告書を作成しました．この感想の中からいくつか紹介いたします．

（1）健康センター
　「保健福祉政策の過渡期にいる職員の苦悩と迷いを，漠然とした思いでは感じていたが，このように具体的に生の声としてまとめられると強いショックを感じる．この調査で個人の不満として片づけられない事柄を，適切に行政に反映させていくことが福祉向上の第1歩と思った．財政事情の圧迫の中で方向を見誤らないことが大切であり，担当者のいっそうの意識確認が必要と思う」
　「自分1人だけの問題と考えないで，保健福祉全体のレベルアップのために考えてほしいという言葉が残った」
　「保健婦を取り巻くセンター職員の暖かい気持ちを知り，逆に現場の少ない職員にも住民の姿・声を伝える役割をとらなければならないと思った」
　「先輩保健婦の心意気に感動した．事務職の方の保健婦に対する評価に感謝します」
　「業務が増える中で，住民の所へ出られる活動を守りつつ，どう仕事づくりをしていけばいいか，課全体としての保健事業を事務職の方といっしょに考えていければと思う」
　そして，私自身の感想は「今後，どこから足がかりをつけていくか考えています．個々の保健婦の力量がついてきていること，他職種との課題の共有化，組織態勢の変化，これらを踏まえ，この報告集会で何が確認できたのか，何をこれからやっていかねばならないのかを今年度中に整理し，その後の方向性と進み方を考えていきたいと思います」となっていました．

（2）社会福祉協議会
　「同じ職場の仲間の気持ちもわかり，よい機会であった．みんなが今まで

より身近に感じます」という言葉の反面,「面接で話した言葉で書いてあるために,だれのことかわかってしまう」という疑問や不満も出されていました.

「保健婦の仕事や意識を知ることができ,親近感を覚えるとともに理解が深まった」

「ホームヘルパーの仕事について,人の役に立っているというやりがいのある仕事,1人1人を大切に支えなくてはならない仕事,人の命を預かる専門職としての仕事との自覚を持ち続けたい」

「お互いの胸中をわかり合えたことにより,よりよいチームワークづくりにつなげ,仕事に対する意識の高揚につながっていけばと思う」

「個人の意見を総括することで,全体的な職員の方向,検討課題が見えてくる」

「これから徐々に態勢が作られていくのだと期待が持てた.個々の意識を変えなければならないと思った.将来の関わり方が見えてきたような気がする」

「今後についてはヘルパーだけでなく,事務職・デイサービスの職員の意見も聞いて,1つの目的に向かい話し合い,統一していく機会となればと思う」

それぞれの中で,「自分の仕事についての再認識ができたこと」「1人で仕事ができるのではなく,チームまたは組織の上で成り立っていること」が確認され,「人の命を預かる専門職としてのレベルアップと,保健福祉行政担当者の意識を含めた質的向上」が今後の課題として意識づけられたようでした.

そして,4年後の現在,介護保険の導入による組織改革によって保健婦の職場は分断され,健康センターと介護保険室に配属されることになり,ヘルパーさんは介護保険の導入によりケアマネージャーの仕事,介護福祉士の受験,そして正職員化されたことに伴い「介護職」として異動があり,よりいっそう厳しい状況となっています.

この中での救いは,ヘルパーさんから「状態調査は専門職集団としての意識づけのきっかけとなり,個々の職員の技術向上につながり,りっぱな専門職集団になりました.また,だれもがやりがいを感じています」という言葉をいただいたことでした.

保健分野から離れてしまい,歯がゆい思いをしている私にとっては,交流集会の際に「介護保険が入って,職場の分断があっても,保健分野の保健婦を減らさずにやっていることのすばらしさ」を指摘していただき,改めて保健婦1人1人の力とまとまりの大切さを実感しました.保健事業の中で新たな事業を起こすというよりは,保健婦集団および係全体できちんと話し合ってきたこと,事業のまとめをし,報告することで結果の共有を図ってきたこと,地区組織活動の中で住民の声を拾いながら進めてきたこと,そして,目

的を決めて実態をつかむ訪問活動を拡大し継続してきたこと，これらが保健婦の活動として評価されているのだと思います．

　今後は，さらに厳しい状況が出てきた時に，保健婦集団としてどう踏ん張れるのか，他職種の方々の仕事への理解や協力を忘れずに，状態調査以降に入ってきた新しい仲間を含めて，考える機会を持ちたいと思っています．

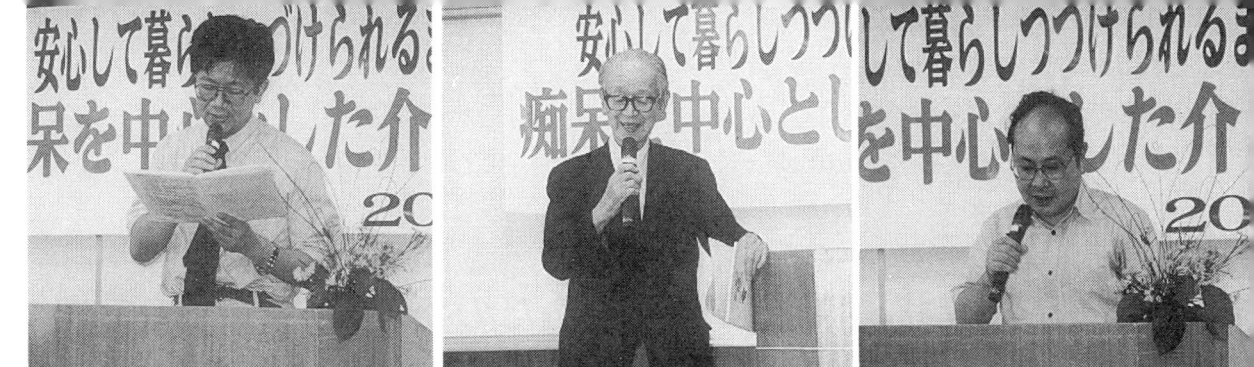

IX ばらばらだった住民が
調査をきっかけにつながりを

杉並有志の会の高齢者・痴呆の介護者の状態調査

三浦いづみ （東京都杉並区）

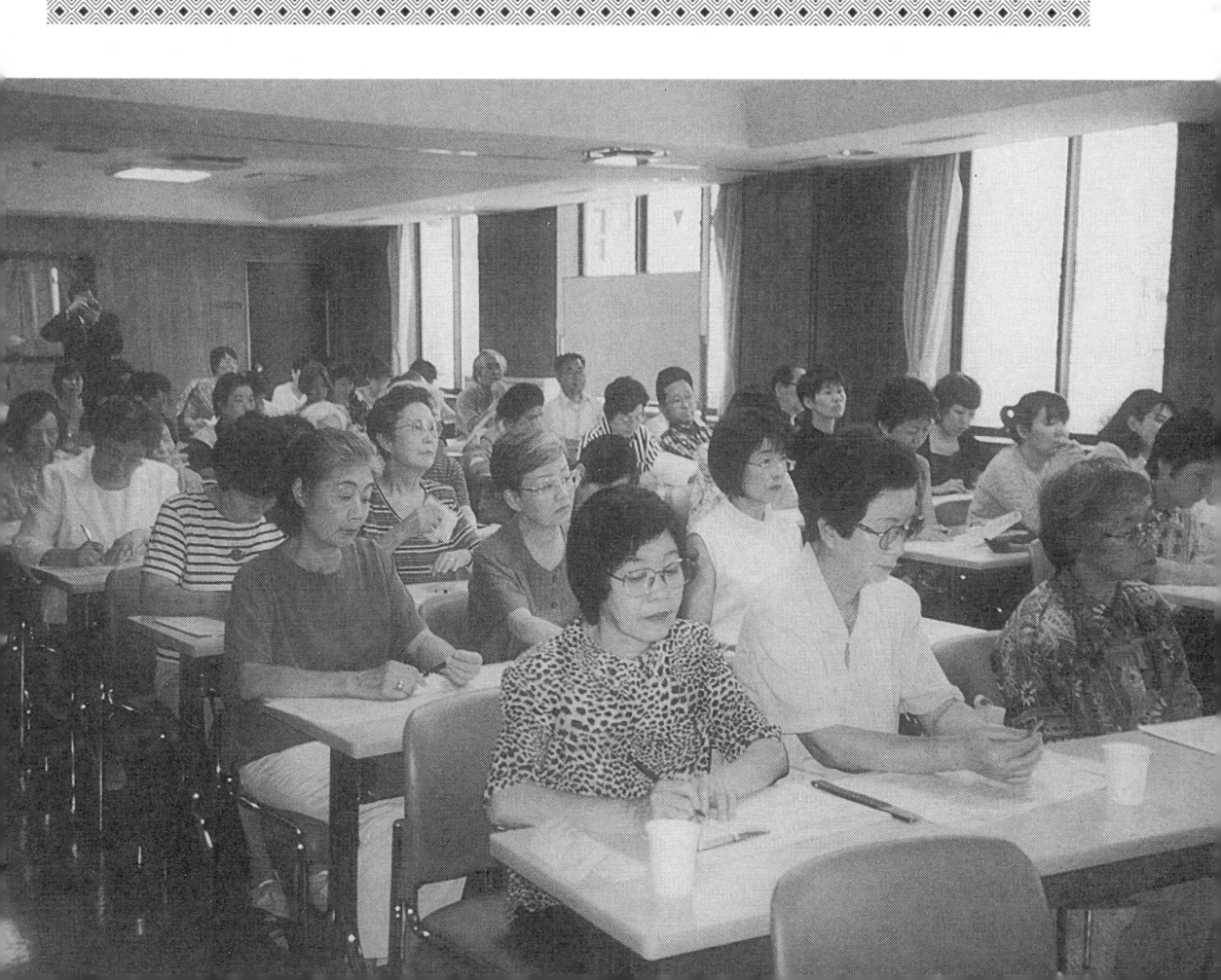

I. なぜ状態調査に取り組んだのか

1. 高円寺保健センターの状態調査

　杉並で状態調査に取り組むきっかけになったのは，最初は東京都看護協会保健婦職能委員会による先駆的保健活動交流推進事業の研修会でした．1995（平成7）年に調布市で行われた研修会に参加した保健婦が感激して，「参加すると住民の状態がよくわかる」というような話を同じ区の保健婦にして，杉並でもできるといいな，と話し合っていました．

　杉並区は23区の中でも早い時期である，1975（昭和50）年から高齢者の訪問指導事業を開始しました．地区担当保健婦が訪問した上で，看護職の訪問指導員が継続して訪問指導する制度でしたが，徐々に充実して，理学療法士・作業療法士・言語療法士も継続派遣する制度となりました．1985（昭和60）年からは上井草保健相談所で，常勤の理学療法士・作業療法士と保健婦も1名増員し，直営の通所機能訓練事業が行われるようになりました．これらの事業を通じ，高齢者が訪問指導を経て通所機能訓練に参加する人が増え，高齢者が外に出て集い，交流し，仲間づくりをする自主グループ活動ができ始めました．また，区のデイサービス事業を卒業した後の高齢者を対象に，ミニデイサービスと名づけて，自主グループを作るボランティアの方たちの活動もあり，区内の各地にグループが増えていきました．

　ボランティア活動を続ける住民の方たちは，自主的に横の連絡会を持つようになり，「会場の確保」「会場までの足の確保」「人的支援の確保」の3つの問題で，区に要望書を出すようにもなりました．これらの動きに対応するように，1995（平成7）年から訪問リハビリ・通所リハビリとともに自主グループ活動支援に関する指針が出され（杉並区リハビリテーション整備指針），位置づけられるようになり，金銭的・人的な援助もあって，自主グループの数は40グループを超える数に増え，活動が急速に広がっていきました．

　高円寺保健センターでは，高齢障害者を核にした地域づくりの展開を考え，空白地域に新たな自主グループを作ったり，グループ間の交流や元気な中高年自主グループとの交流を目的に，風船バレーボール大会を実行委員会方式で行うなどの活動が広がっていました．

　ところが，介護保険の導入を前に，高齢者に対応する事業についての見直しが検討されるようになりました．訪問指導事業は「指導であるから」と，今まで必要な人に，必要な期間派遣していたものから，対象者や訪問指導員の派遣期間を制限するようにし，担当保健婦の判断よりも基準の統一を優先するため，事業を保健センターから保健衛生部に集中しました．そして，通所機能訓練や自主グループ支援事業も含め，高齢者の仕事は福祉の仕事と位

置づけ，地区担当保健婦から切り離す方向が出されました．今まで地区担当保健婦の地区活動を中心に積み重ねてきた，「高齢者の状況から，訪問，通所機能訓練，自主グループ活動，グループの交流，まちづくり」の取り組みが分断され，縮小される可能性も懸念される状況になりました．保健婦として何を大切に考えていけばよいのか，住民は何を望んでいるのかを直接住民から聞いてみようということで，特に活動が活発だった高円寺保健センターで，看護協会の研修会として状態調査に取り組むことになりました．

この調査は高円寺保健センターの通所機能訓練事業および関係する自主グループのメンバー，ボランティアの24人を対象に，1997（平成9）年11月28日から12月1日にかけて行われました．報告集会はできませんでしたが，住民の生活が明らかになり，それに対する共感や，保健婦の訪問や面接の仕方が変わったなどの感想が出て，印象的な調査になりました．

2．有志の会での1次調査

一方，区内では同じころ，介護保険についての学習会がいろいろな団体で行われていました．

区内には，1972（昭和47）年から，住民たちが介護の痛切な体験を基に，地域の住民みんなで介護を考えていこうということで発足した「杉並・老後を良くする会」という住民組織があり，さらに「友愛の灯協会」という事業体を作り，給食サービスや家事援助，デイホーム活動などを展開し，社会福祉法人を設立して，区立の特別養護老人ホームを受託して運営しています．また，「杉並・老後を良くする会」が中心になって，区内の高齢者活動を実施する住民組織に呼びかけて結成した団体FFS（福祉フォーラム杉並）や，民医連や保健所などの労働組合などによって，社会保障に関して要望活動をする「住民本位の保健・医療・福祉を求める杉並の会」が活動しています．ちょうどそれぞれが介護保険に対して問題を感じ，学習会や署名活動などをしていました．

その後，介護保険法が成立したため，杉並区も国の方針に従い，高齢者の実態調査を行いました．7千人の高齢者の郵送アンケート調査のほか，何らかのサービスを受けている人3千人の調査も行い，保健婦もアンケート回収の手伝いをしました．しかし，その調査は「お金がかかっても良いサービスを受けるか，お金がかからないけれどサービスもいらないか」といった恣意的な設問があったり，回収する職員はただ回収してきて，何もする必要はないと言われ，高齢者や介護者の実体がわかるものではありませんでした．

この調査をきっかけに，住民の中から「区の調査とは違う実態調査をして，高齢者や介護者のほんとうの実態を明らかにしたい」という声が出ました．区の中では介護保険に対する取り組みが国の方針よりも優先し，高齢者施策は介護保険を優先する方針によって，今までやってきたことはすべて見直され，区の労働組合もそれを支持することになり，現場の職員が努力しても難

しいという雰囲気が漂い始め，そのような状況の中で，区民と共同して介護保険を考えていけないだろうかと思う気持ちが職員の中に出てきました．そこで，今までばらばらに活動してきた住民の人たち，医療機関の職員，保健所職員などが集まり，介護保険の学習をしながら調査を行おうということになりました．

しかし，最初のうちはどういう調査をするのかはっきりしていませんでした．1998（平成10）年5月，調査の準備に向けての準備会で，「高円寺保健センターで行われた状態調査の方法なら住民の実態が明らかになる」と思った保健婦から，調査の取り組みを報告しました．そして，鈴木先生に来ていただき，準備会に集まった人たちと交流する中で，状態調査をしようということが決まっていきました．

月1回から2回の準備会には，調査当日に参加した人を含め，47名もの人が参加しました．自主グループ活動のボランティア，デイケアやホームヘルプ，食事サービスの活動に従事している人，医療機関の職員，保健婦を中心にした保健所の職員などが参加しました．まず「介護保険が導入されると気になることは何か」を出し，共通認識を深めつつ「どんな調査をやりたいか，それぞれの団体や関わっているグループが，今どんな活動をしているか」などの情報交換をしました．皆が話し合う中で，だんだんお互いの気持ちを理解し合い，具体的な調査対象者や調査内容などを決めていきました．

この集まりを「介護保険のためだけの集まりにしないで，より良い介護保障を探り，人間らしく生きられる杉並区にしたい」という参加者の思いから「介護保障を真に住民のものにしたい杉並有志の会（以下有志の会）」と命名して，代表世話人を決める話し合いが持たれました．調査を依頼する文章を検討していた時，「調査対象者と調査団という言い方は対等ではない」という意見が出て，「話し手」「聴き手」という言い方をすることを決めましたし，皆が手弁当で，調査にかかる費用の調達の方法も，募金を中心にすることにしました．

聴き手はいろいろな会から集まり，初めて調査をする人が多いので，自分で話ができ，何らかの福祉サービスを受けている高齢者20人を話し手としました．また，なるべく多くの人に聴き手として参加してもらうために，土曜日・日曜日に調査とまとめをすることになりました．1998（平成10）年10月3日に事前学習会，4日と10日に調査し，11日にまとめを行いました．まとめは1日では終わらず，翌週の18日にも行われました．

そして，その報告集会は12月6日に100名近い住民が参加して行われました．さらに，調査に参加していた雑誌『ゆたかなくらし』の編集者の方から声がかかり，『生きる輝きに共感して』というタイトルで出版されました．（1999年1月発行：萌文社刊）

3．有志の会の2次調査

　　1次調査の取り組みを通じて，介護保険が実施されると一番困難な状況になるだろうと思われる，痴呆性高齢者とその家族の人たちを調査しなくてもよいのかという意見が出てきました．調査から導き出された，差し当たっての取り組みである「調査で明らかになったことを広げること」をしながら，痴呆の調査をしようということになり，引き続き会を継続することになりました．

　　1999（平成11）年3月27日には『生きる輝きに共感して』の出版を記念するつどいを行いました．区役所の高齢者福祉室長も参加し，交流しながら次の調査へのステップになりました．

　　そして，2次調査の準備会が始まりました．その過程では，痴呆とは何か，痴呆性高齢者の介護を体験した家族の方の体験談，区内の老人ホームのケアの実践，介護保険事業計画の紹介など，学習をしながら準備を進めました．準備会で学習を積み重ねるうちに，1次調査よりも参加者が広がっていきました．

　　2次調査は痴呆性高齢者を介護する家族の方17名を話し手に，約40名が聴き手として参加し，1999（平成11）年12月4日に調査についての事前学習，12月11日～12日に調査，12月18日，19日にまとめを行いました．しかし，本人・介護者の状態をまとめ，痴呆をめぐる問題をどう捉え，今後の課題をどうするかを出し合うのに時間がかかり，翌2000年1月6日にもまとめを行い，合わせて3日間かけてまとめました．

　　調査が最終的にまとまったのは2000（平成12）年4月の，ちょうど介護保険制度が実施されるようになったころでした．「調査に協力してくれた方の生活が，介護保険によってどう変化しているかということも合わせて報告することで，介護保険の問題点を明らかにしたい」との思いから，5月に訪問や電話などで介護保険実施後の様子をお聞きし，そのまとめも合わせて7月9日に報告集会を開きました．

II．私たちはどんな状態調査を行ったか

1．高円寺保健センターの状態調査

　　高円寺保健センターで行われた状態調査は，機能訓練事業の通所者と地域の自主グループのメンバーとボランティアを対象に行われました．機能訓練事業通所者・自主グループのメンバーのまとめと，ボランティアのまとめは別々にまとめたので，研修期間だけではまとめきれず，2週間後の12月13

日に再度集まりまとめました.
　まとめの中で，機能訓練や自主グループについて，次のような注目される言葉が語られました.

- 通所前は行けるかどうか不安だったが，1日目に行ったら本人が元気になった.「くたびれない」と本人が言っている.
- 自主グループに出かける日は自分で顔を洗ったり，歯を磨いたり，出かける準備ができる.また，普段家族とあまり話をしないが，痴呆症の人との話が弾み，家では見られない楽しそうな顔になる.

　また，介護者・家族は次のように言っています.

- 介護者として妻の私もリハビリに同席して，自分の夫や他の参加者の変化や発達が見れて嬉しい.だから，訓練が終わるとまた会いたくなって，自主グループにつながっていっていることが嬉しい.
- 夫が倒れて寂しいので，だれかが遊びに来てくれるといいと思っていたが，自宅で自主グループが開かれるようになり，自分も参加できて嬉しい.

ボランティアの方は次のように言っています.

- 夫が世話になったので，今度は私の番だと思ってボランティアをしている.今では「あかね会」中心の生活で，会の活動から離れたくないと思っている.

　このように，自主グループはメンバー・介護者にとって，かけがえのない存在となっているし，ボランティアにとっても生きがいそのものであることがわかりました.またグループに出ることで，メンバー，家族，ボランティアそれぞれが，楽しみを見出し，地域の中で「自分を生かせる」,「自分が認められる場」となっていることがわかりました.
　自主グループ活動を発展させていくには，自主グループのあり方や運営について，メンバーや介護者の意向が十分に汲み取られることが必要で，すでにこの時いくつかのグループでは，その試みが始まっていました.その中で，「ボランティアの運営会議に家族にも入ってもらい，反対意見でもお互いに言い合うようにしたら気持ちがすっきりした」という話が聞かれていました.そして「ボランティアを含めてグループに関わる人すべてが，人間的な発達が遂げられるようになることではないか」
と調査団で話し合いました.

　看護協会の研修のため，この調査には杉並区の保健婦以外に，7つの区・

市から9人の保健婦など計15人が参加しました．初めて顔を合わせる保健婦もいましたが，事前学習からまとめまでいっしょに行い，共同で調査をしたことで，「プロセスを共有できてよかった」とか，「他の保健婦と2人で調査することで落ち着いて話を聞けた」などの感想が出て，調査団の一体感を感じました．

調査訪問の日はあいにくの雨になり，普段の担当地区と違い，なれない地域を合羽を着て自転車で出かけるというたいへんな調査となりましたが，「自分の面接が変わった」「だれにでもわかる言葉でまとめることの大切さを感じた」「聴くことの意味がわかった」「地域の人に対する自分の感じ方が変わった．背景がわかると違う」など，調査に参加してよかったという感想がたくさん出ました．

また「地域から期待されている事業だということがわかってよかった．現状の福祉制度は当てはめていく仕組みになっている．だが福祉でこの事業をやるのは無理だと思う．公衆衛生の仕事は先を見通していく仕事だと確認した」とか，「住民は力を持っていると思った．予防の仕事の大切さを感じた」など，事業のあり方や住民との共感や協働づくりについての感想もたくさん出ました．

今後はグループの取り組みがもっと交流され，グループに関わる方々が学び合う機会を設けるなどの取り組みをしていこうと思っていたのですが，残念ながら区がリハビリテーション整備指針の方針をまったく変更してしまい，保健センターの保健婦が自主グループに関われない態勢になってしまったため，今はたいへん困難な状況になっています．

2．有志の会の1次調査

「有志の会」で取り組んだ1回目の調査は，本人と話し合いができて，何らかのサービス支援を受けている高齢者を対象にしました．

その結果，区が実施する実態調査などでは，絶対に明らかにならないようなことがたくさん明らかになりました．また，介護保険制度が実施される1年以上前でしたが，導入により起こるであろう問題点も見通すこともできました．

（1）まず，1人1人の歴史や今の暮らしを聴く中で，杉並の高齢者の置かれているいくつかの特徴的な状態がわかりました．

① 学歴が高く文化水準も高い

話し手20名中16名が80歳以上という年齢構成の中で，女子大学を卒業していたり，女性で数学の教師になったり，また，77歳になった今も英語の勉強を続けるなど，学歴が高く，文化的水準の高い人が多い．

② 戦争の犠牲になった人たちが多い

結婚して「満州」や「上海」へ行ったり，着の身着のままで疎開したり，また，夫が何度も兵隊にとられ，その挙句，肺結核で亡くなったり，さらに夫が戦死するなど，戦争の犠牲になった人が多い．

③ 職業を持った女性が多い

現在の主な収入源が厚生年金と共済年金を合わせると，20名中15名にのぼっていることからもわかるように，戦前においても，また，戦後の早い時期から職業として働いていた女性が多い．

④ 一方で目立つ孤独の状態

ほんとうはテレビの歌番組が見たいのだが，婿が歌番組が嫌いなので，見たいということを言えずにいたり，家族といっしょに食事がしたいと思って，そのことを言っても断られたり，また，唯一，回覧版が近所の人々とのつながりだったが，足が悪いために隣へ持っていくのが困難になって回覧版を断るなど，ほんとうにひとりぼっちの状態にある高齢者の存在が目立つ．

⑤ 最後まで精いっぱい生きる姿

一方で，新聞は社説から読み始め隅から隅まで読んだり，テレビのニュースはきちんと見て，世の中の動きを自分で考えたり，また，公害問題を勉強し，コーラスを楽しむなど，最後までせいいっぱい生きている人が多い．

⑥ 豊かに見えるがぎりぎりの生活

持ち家と分譲マンションを合わせると20名中16名，厚生年金と共済年金を合わせると前記のように20名中15名といったことを見ると，一見豊かそうに見えるが，

　a．娘と父親の2人暮らしで，その娘の持病が悪化すると，食事づくりさえできなくなってしまう．

　b．88歳の父親と83歳の母親を，障害を持っている52歳の娘が買い物や食事づくりをして暮らしているが，3人のうちのだれか1人に何かが起こったら，どうしていいかわからない状態になってしまう．

　c．パーキンソン症候群のひとり暮らしの女性で転んだら起きられない．

　d．ヘルパーが用事で休んだら，4日間もほとんど食事らしい食事をとることができずにいた．

など，まったく薄氷を踏むような，ぎりぎりの状態のもとで暮らしている．

⑦ 周りの人たちに気を使う生活

ぎりぎりの状態で暮らしていて，診療所通いの送迎を受けているが，「往診するから」と言われても「迷惑をかけるから」と断ったり，これからも自宅でずっと暮らしたいが，周りの人に心配かけるから老人ホームへ入ることを考えるなど，周りの人々にたいへん気を使って生きている人が多い．などという状態がわかりました．

（2）そして，これからの保健・医療・福祉がどうあるべきかを話し手の出した要求の中から見ると，もっと人間的で，きめ細かく，1段階レベルアップした医療・福祉が求められていることがわかりました．

（3） しかし，国が考えている介護保険制度の導入で，今受けているサービスがどうなるか，可能性があるのかを調査の事例2名に当てはめて検討してみると，

　① 食事サービスを受けている人，また，ヘルパーが派遣されている場合も買い物などの家事援助が多い．今後の要求も家事援助に関するものがひじょうに多い．ところが，国の方向だと身体介護に偏り，家事援助は著しく後退して，自己負担が大幅に増える可能性が高い．

　② 現在受けている身体介護は，認定されるかどうかわからないが，認定されても引き続き今のサービスを受けれるとは限らない．利用料を払うこと，サービスメニューが減った分や，認定されなかった分が全額自己負担になる．

　③ 老人保健法に基づいて行ってきた訪問指導事業や機能訓練事業は，大幅に縮小する可能性が考えられる．「行くことが楽しみ」にしている自主グループも，区の助成が打ち切られる可能性がある．

　④ 住宅，おふろ，トイレなどの住宅改造については，例えば，浴槽の改造などは対象にならないなど，改造の幅が縮小するなど，今まで受けていたサービスが受けられなくなり，レベルアップどころか，高齢者の生活がたいへんな事態になる可能性があることがわかりました．さらに重要だと思ったのは，「この時点では不十分とはいえ，保健婦やケースワーカー，ボランティア，医師，その他の人々などによる横のつながりがあり，全体として今の制度の運用を考え，工夫して，何とか現在のレベルを保っているのに，介護保険が導入されると，このつながりがずたずたに切断されてしまう可能性がある」という問題が浮き彫りになりました．

　そして，最後に会を継続し，取り組む課題もまとめに入れました．

（4） 差し当たっての取り組みとして，1つは調査を実施した有志の会としての取り組みとしては，調査の報告小集会を開き，調査のまとめに対する合意の輪を広げること，今後痴呆などの介護者の調査を取り組み，「有志の会」のメンバーを広げること，としました．

　もう1つは区民としての取り組みとしては，有志の会に多くの区民が参加し取り組みの輪を広げること，「お助けマン」の活動が調査の中で明らかにされたのですが，こうした人をたくさん作り，住民がお互いに助け合い，あまり気を使わないですむような，皆が支え合う社会を作ること，としました．

　この調査ではボランティアの方々，医療従事者，医師，保健婦，福祉の仕事をしている人が参加して行いました．お互いに以前から知り合いであった人もいましたが，調査を通して初めて知り合った人もいます．住民が自らの手で高齢者の実態を明らかにしたい，という思いから集まり，調査の意義や方法を学びながら，準備からまとめまで議論しながら進めました．

　報告集会を実施した12月までの8か月間，本来の仕事を持つ人々が，土・日曜日を使っての準備や調査でした．調査は初めての人も多く，そのため時

間がかかり，保健婦だけの調査とは違い，粘り強く，根気よく話し合うことが必要でした．しかし，聴き手からは,「歴史を聴き，話し合ったことに感動を覚えた」とか,「介護保険の本質を考えさせられた」「民主的な調査方法を実感した．共感を広げることが大切だと思う」など，次々と調査のよさを実感した感想が出てきました．報告集会でも調査の話し手だった方の感想を初め，多くの方が「人間らしく生きることについて考えさせられた」とか,「地域の顔見知りの人々の助け合いと同時に，きめ細かい福祉サービスの充実が大切だと思った」「介護保険になると杉並で住民が始めた食事サービスがどうなるか心配」など，報告集会での反響が大きく，さらに，その内容を本にして出版してからの反響などを見聞きすると，その内容に共感の広がりを感じ，苦労したというよりも感動のほうが上回りました．

　そして，行政で働く職員にとって，調査をいっしょに取り組むことで，住民の方との協力・共同の関係が深まったことは，普段の仕事の中ではできない新たな関係ができた実感と，会の名称のように「介護保障を真に住民のものにしたい」住民と，まちづくりをいっしょにできる喜びを感じました．

3．有志の会の2次調査

　痴呆性高齢者の家族の状態調査では，痴呆と痴呆をめぐる保健・医療・福祉，介護保険について，特有の問題が明らかになりました．

（1）調査によって痴呆をめぐる周辺の認識と，痴呆の症状および介護者・家族・親族の特徴的な状態が明らかになりました．
　① 生活をともにしていないと痴呆であることがわかりにくいし，また，生活をともにしていても痴呆とわかるまでに時間がかかる．
　ある日，分別ごみの捨てる日がわからず，介護者に毎日たずねるようになり，おかしいとは思ったが，そのままにしていたら，ガスのつけっぱなしでぼやの直前までいってしまったとか，夫は母親の発症に気づいていなかったが，妻は早い時期に気づき，1人でいらいらしていたとか，3人姉妹で仲がよかったが，末妹の私が両親の面倒を見てきたのに，介護のたいへんさを理解してもらえない，などのことがある．
　② 痴呆の現われ方が相手によって異なり，一見肉体的に元気そうに見えるが，実体は脳の働きが衰弱していて，症状が1人1人異なっているし，環境の変化に左右されやすい．
　③ 介護が筆舌を尽くせないほどたいへんであり，従って，介護者自身の犠牲が極めて大きいために，家族や親族関係に亀裂を生ずるような否定的な側面が一面出るが，他方，苦しみをともに担う中で，人間的に発達していく側面もある．
などの状態がわかりました．

（2）次に，痴呆をめぐる保健，医療，福祉の問題の所在について明らかになったことは，高齢者は増えているのに，社会全体がそれに対応した状況になっていないこと，また，痴呆のある人の権利が保障されていないことに基本的な問題があることです．
  ① 早期に痴呆相談でき，手当てができるような態勢になっていない．
  ② 高齢者をまるごと捉えた医療を行っている医療機関が少ない．
  ③ 症状の進行状況やいろいろな条件に合わせた多面的なヘルプができる態勢になっていない．

以上のようなことから見て，「痴呆は介護保険になじまない」というのが痴呆と介護保険に関する聞き手の基本的な認識になりました．

（3）「有志の会」としては，差し当たっての取り組みを3点にまとめられました．
  ① 今回の調査のまとめの語り部となり，共感の輪を広げていく．
  ② 「ながつき会」のような介護者の集まりをもっとたくさん杉並の中に作るとともに，保健，医療，福祉の専門家が参加していけるようにする．
  ③ 介護保険からもれた人や，今は施設に入所しているが，介護保険の実施に伴って施設を追われる人などが中心になって，そうした問題を打開していくための住民の組織を作る．

報告集会を実施する前に，この痴呆性高齢者の調査に協力してくれた方のうち，連絡がとれた12名の方からふたたび協力をいただき，介護保険制度が始まってどうなったかを中心に電話や訪問でお話を伺い，介護保険が実施されて1か月半，状態調査から5か月後の時点での多くの問題や課題が明らかになりました．

12名の方は1名を除き，すべてが介護認定を受けてサービスを利用していました．ケアマネージャーが見つからず，自分でケアプランを立てた方もいました．被介護者は日増しに痴呆が悪化して排泄ができなくなったり，車椅子が必要になる人，ショートステイ中に転倒し骨折して入院したり，転居，死亡した人もいました．介護保険によるサービスでは，通所デイケア，ホームヘルプ，ショートステイなどを利用していますが，デイケアでは職員が以前より少なくなった反面，利用者が増えたために手が回らず，おむつが濡れたままで帰ってきたり，連絡帳がなくなったり，送迎時間がまちまちになったとの話も出ました．

また，ほとんどの人が支給限度額まで利用していないことが明らかになりました．「ショートステイの申し込みが多く，とりにくい」とか，「夜間の巡回型介護では対応できないので，泊り込みのホームヘルプがしてほしい」とか，「通所デイケアを欠席したところ，前日が日曜日で連絡がとれないので，当日連絡したらキャンセル料をとられた」とか，「契約に伴う書類が多過ぎて読むのもたいへんで，お金の請求の方法が業者によりまちまちで困る」という話も出ました．

自己負担額は介護保険利用前に比べ1人を除き皆が増えており，家族・介

護者の負担も1人を除き増えるなど，介護保険は利用しても決して満足できるサービスではないことが明らかになりました．

また，この追加調査のまとめの過程で，以下のようなことを話し合いました．

① 介護保険ではケアマネージャーを中心に事業を展開するが，給付管理に追われるのでなく，ほんとうに利用者の立場に立ってケアマネージメントができるよう，公的な援助が求められている．

② 痴呆の人にはデイケアとショートステイが重要だが，必要な時に，必要なサービスを受けられるようにすることが重要だ．しかし，事業者が生き残るには質を落として対応する問題もある．非営利事業体など，地域で良質な事業者を育てることが必要だ．

③ 介護保険の実施といっしょに自主グループ支援事業への補助金が削減され，地区の保健婦が自主グループなどの集まりに参加できなくなった．保健婦は地域の高齢者の状態がつかみにくくなり，支援もしにくい状況がある．

そして，「有志の会」として今後どんな運動をしていくかについても話し合いました．

① さまざまな問題を広く出し合い，多くの人たちが，自治体を含めて，問題を共有していく．

② 介護保険で提供されるサービス，とりわけショートステイとデイサービスなどの質の改善を含めて，もっと利用しやすいものにし，また，良質な事業所を住民が支える視点を持つ．

③ 介護保険では捉えられないニーズを把握し，保健・医療・福祉の専門家を含め，ボランタリーなネットワークを作る．

前回の調査は自分で語ることのできる人を対象にした調査でしたが，今回は痴呆を中心とした介護者の状態調査なので，介護する側・介護される側の両方の状態を理解するように取り組みました．特に，準備会の中で話された痴呆の義母を介護された方の体験談は，「何度か死にたいと思ったとか，息子である夫との関係を考えた」など，かなり衝撃的な内容で，参加者は皆，痴呆の問題に取り組む重さを感じました．事実調査の中で話された話の内容はたいへん重いもので，介護者自身の状態と被介護者（痴呆性高齢者）の状態をそれぞれまとめる必要があるため，まとめにはまるまる3日間かかりました．まとめが終わった時には身につまされたり，考えさせられたり，すさまじい人間関係のあり方にびっくりしたりした，という感想が多く出されました．

そして，このまとめの時点でも，「介護保険は痴呆にはなじまない」ということが調査団としてかなりはっきりした共通認識になりましたが，追加調査をした結果，その共通認識がさらにはっきりしたことを感じました．

しかし，介護保険をこのままの状況にしてはいけない，安心して住み続けられる杉並を実現するために，現状をさらに多くの人に知ってもらい，共感の輪を広げていくことが大切だ，という思いが強くなっていきました．

III．状態調査を行ってどういう変化が出てきたのか

「有志の会」で2回目に調査した痴呆を中心にした介護者の調査の報告集会で，「安心して住み続けられる杉並」を実現するまちづくりの活動の輪を広げていくことの大切さが出され，参加者の共通の思いになりました．その思いを実現していくため，さらに「有志の会」の活動を続けていくことになりました．

そして，2000（平成12）年8月には，輪を広げる活動として，「有志の会」と「FFS」が中心になって区民集会を企画しようと話し合い，実行委員会を3回開いて11月12日，「語り合おう・私たちの老後・杉並住民のつどい」を開催しました．呼びかけ人は12人，協力団体は20以上に広がりました．

当日，第1部は浴風会にできた高齢者痴呆介護研究・研修センター所長の長谷川和夫さんに記念講演をしていただいた後，介護保険が開始されてどうなったかを中心に，①「有志の会」から状態調査の報告，② ボランティアから介護施設がどう変化したか，③「母を介護して」と題して，痴呆性高齢者の家族会から3人の人たちに話をしていただきました．

参加者は100名あまりで，ボランティア，介護者，サービス提供者，施設運営責任者，ケアマネージャー，医師，保健婦，看護婦，ヘルパー，行政担当者，その他の自治体職員，議員など，多彩な顔触れが一同に会した集まりになりました．

なかでも，痴呆性高齢者の家族であるシンポジストの，鋭い介護保険のサービスに対する問題点の指摘はとても印象的でした．一方，参加した介護保険サービスを提供する立場の方からは，「ケアマネージャーは休みも取れず，毎日事務処理に追われている．ボランティアが手伝えるところは部分的．もう少し本来の仕事をしたいが余裕もないし，話をゆっくり聞く時間もない」とか，「介護保険の理想を求め，それに近づこうとがんばっていたが，介護保険の開始後は，介護報酬で運営しているので職員配置を減らさざるを得ず，それでも赤字で，その上通所者の定員を増やしているので，ほんとうにひどい状態でやらざるを得ない」「介護度が変わると今まで受けていた通所サービスを受けられなくなる．どこを目指してケアすればよいか，現場の職員は混乱している」などの状態がリアルに報告されました．介護保険については，利用者も事業者も敵対するのではなく，いっしょにどうしていくか考えないといけない，という意見が出され，共感の輪が広がった集会になりました．

「有志の会」ではこの動きを継続発展させることを確認し，今も月に1回

は世話人会議か事務局会議を開き，また，集会も企画しながら学習を続けています．

これら一連の調査活動やその後の活動に関わってきて，住民の方や保健婦はどう変化したか，いくつかのことを挙げたいと思います．

① 保健婦とボランティアを中心とした住民の方や，医療機関職員がいっしょに調査活動をすることで，これまで別々に活動してきた個人や団体が横に手をつなぎ始め，いっしょに活動することができるようになりました．住民と行政の職員が対等な立場で話し合うことができるようになったように感じます．さらに，区役所が職員にとって働きにくい場所に変えられようとしている中で，励まされることもたくさんありました．
② 住民の方にとっては，今までのばらばらな活動が1つになって，介護保険を中心に「安心して住み続けられる杉並」を実現するまちづくりの活動をすることで，だんだん大きな力になり，行政を動かす力になる可能性が出てきました．
③ 調査活動を通じて，これらの活動をする基本には，住民自身が住民の状態をありのまま理解することの重要性が認識できるようになりました．
④ 介護保険の実施で高齢者業務は保健センターから福祉へ移り，さらに行政が直接サービスから撤退している状況もあります．このため，保健婦は高齢者の実態や地域の状況がつかみにくくなっていることを感じます．しかし，話し合いを通じて，保健婦はどういう仕事をすればよいのかを教えてもらえ場になっているように思います．

現在，私は保健センターの保健婦として仕事をしています．介護保険の導入後は地区活動の中で，高齢者に関わって援助する機会は激減し，「有志の会」の活動を保健婦の日常業務として位置づけて取り組むということは難しい状況になっています．そして，保健婦は住民の方たちと援助者とか，あるいは指導者として会うことが多かったように思います．
しかし，私は状態調査を通じて「有志の会」の活動に関わることができて，高齢者，特に痴呆性高齢者の問題を理解することができ，住民の方と対等な立場で話し合うことの大切さや，保健婦の仕事の方向性まで，ほんとうに多くのことを学びました．そして，保健婦本来の業務は住民の要求に合わせた取り組みを行い，健康なまちづくりをすることと合わせ考えると，地域づくりの運動に関わることができるのは，とても幸せなことだと思います．たくさんの学びを得たことや，保健婦らしい仕事が考えられる今の活動に確信を持って，今後も取り組みたいと思っています．

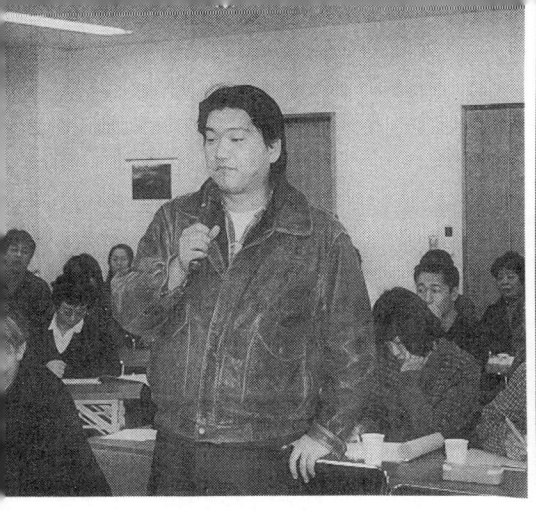

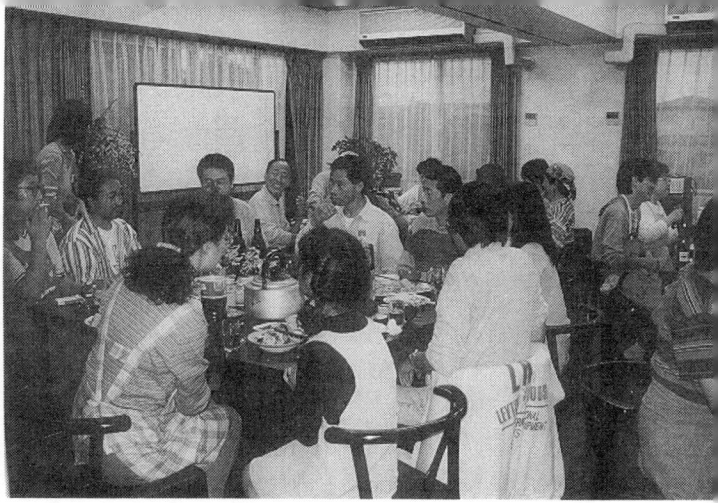

Ⅹ 競争社会ではない価値観の自覚化

やどかりの里メンバー・職員の状態調査

三石麻友美　（社団法人やどかりの里）

写真
左：やどかりの里メンバーの状態調査の報告集会
右：やどかりの里バザーの打ち上げの食事会，障害者，職員，ボランティア，地域の住民が歓談する

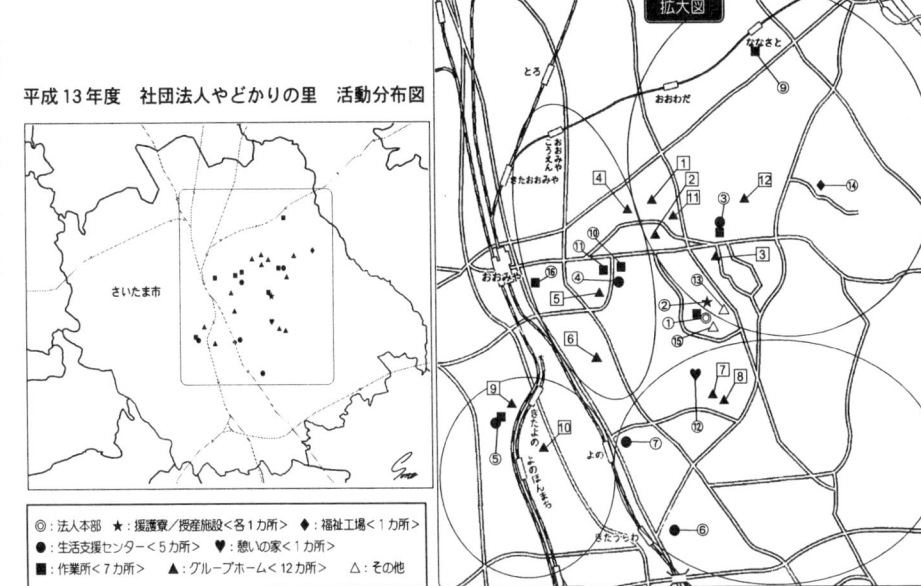

平成13年度　社団法人やどかりの里　活動分布図

◎：法人本部　★：援護寮/授産施設＜各1カ所＞　◆：福祉工場＜1カ所＞
●：生活支援センター＜5カ所＞　♥：憩いの家＜1カ所＞
■：作業所＜7カ所＞　▲：グループホーム＜12カ所＞　△：その他

◎：①法人事務所　★：②やどかりの里援護寮　②やどかりの里通所授産施設（食事サービスセンター エンジュ）
◆：⑭やどかり情報館（やどかり出版・やどかり印刷・やどかり研究所）
●：③大宮東部　④大宮中部　⑤与野　⑥浦和　⑦浦和東部
♥：⑫上木崎憩いの家
■：②クローバー社　③ドリームカンパニー　⑤まごころ　⑨アトリエなす花　⑩あゆみ舎　⑪ルポーズ　⑯You遊
▲：①南中野第2　②南中野第3　③東新井　④南中野　⑤天沼　⑥天沼第2　⑦上木崎　⑧木崎　⑨北与野　⑩与野　⑪天沼第3　⑫南中野第4
△：①浜砂会　②朋友の会　⑬やどかり塾　⑮やどかり研修センター　⑮やどかり相談所

1. なぜ状態調査に取り組んだのか

1）やどかりの里の概要

　やどかりの里は1970（昭和45）年，大宮市（現さいたま市）で活動を開始しました．当時精神病院には病状が良くなったにもかかわらず多くの人々が長期入院を余儀なくされていました．30年前，精神障害者が安心して暮らすための地域の資源やサービスは何もなく，法的な制度も整っておらず，多くの精神障害者が病院に入院せざるを得ない社会的状況にありました．そんな中，精神障害者が安心して地域で暮らしていくための取り組みがやどかりの里の活動の始まりでした．それから30年，やどかりの里は精神障害者のごく当たり前の生活の実現のために活動を続けてきました．

　1987（昭和62）年には精神衛生法が改正され，精神障害者の社会復帰の促進が盛り込まれた精神保健法が成立しました．この法律はその後5年ごとに見直され，精神障害者の地域生活を支援するさまざまな仕組みが法律の中にも盛り込まれ，1995（平成7）年には精神保健福祉法として改正されました．

　現在やどかりの里では生活訓練施設，通所授産施設，福祉工場を各1か所，地域生活支援センター5か所，作業所6か所，グループホーム12か所を運営しています．地域にさまざまな資源を点在させ，約170名の精神障害者の人たちがこうした資源を活用しながら暮らしています．

　また，精神障害者の暮らしの支援とともに，精神保健活動にも長年取り組んできました．精神保健活動を担う全国の仲間とともに法制度の充実にも取り組みました．活動の記録化にも力を入れ，精神保健活動の理念の確立，普遍化にも努めてきました．

2）調査に取り組むまでの経過と決意

　1999（平成11）年4月に，やどかりの里は活動を開始してから30年を迎えました．やどかりの里が活動を始めてから30年間，精神障害者の当たり前の人権が保障されていなかった社会的状況から，日本の精神保健福祉施策は課題を残しながらも少しずつ前進してきました．

　やどかりの里ではここ数年，事業の運営における当事者と職員の協働のあり方を模索してきました．大きな転機になったのが1997（平成9）年から始まった福祉工場（やどかり情報館）のあり方でした．それは精神障害者が労働者として当たり前に，やどかりの里の職員と肩を並べて働くことから見えてきたことでした．こうした取り組みから，今やどかりの里のさまざまな活動は，当事者と職員との協働の運営への転換を図ろうとしています．そうしたやどかりの里の転換期の中，これまでの30年の活動を総括する際，当

事者の視点で活動を見直す調査がしたいということになりました．量的な調査が多い中，状態調査は話し手がほんとうに話したいと思っていることを洞察していく調査であるということに魅力を感じ，この状態調査に取り組むこととなったのです．

　状態調査への取り組みは，やどかりの里にとって初めての取り組みでした．そのため鈴木文熹先生の協力を得て行うこととなり，まず関心のある職員数人が調査の概要を学習しました．事前学習として，状態調査の取り組みをまとめた文献や雑誌を読みました．また，実際に鈴木先生のご自宅に数人の職員がお邪魔し，状態調査に取り組んでこられた経過や思い，調査の具体的な方法などを聞かせていただきました．職員は期待と不安が交錯する気持ちでいましたが，そんな思いも率直にお伝えして聞いていただきました．実際に鈴木先生にお会いしてお話を聞かせていただいたことで，私たちは状態調査のイメージが持ちやすくなりました．

2．私たちはどんな状態調査を行ったか

1）メンバーの調査の中で際だって見えてきた特徴，まとめの特徴

　やどかりの里の状態調査は，やどかりの里の精神障害者（メンバー）23人に話を聞かせていただきました．男性19人，女性4人，年齢は20歳代から60歳代，居住形態は単身と家族同居が5人，グループホームが13人，職を持っている人は16人，持っていない人は7人という構成でした．

　調査を通して見えてきたことは大きくは3つあります．
　1つ目は，日本の精神医療の問題です．1人1人の人生の中に重くのしかかっていたのが精神病院での体験でした．人間として尊重されない体験，安心して医療を受けられる環境にない現実などが問題として浮かび上がって見えてきました．メンバーは病院での思いや状態を次のように語ってくれました．
「がちゃんと鍵をかけられて，何でこんな所に来たのだろうと思った．」
「どん底にたたき落とされる気持ちだった」
「生きる屍だった」
「気がついたら保護室だった．出せ，出せと言うと，暴れていると取られて注射を打たれた」
「世の中にこんな所があるのかと思った」

　調査を通して，精神医療の問題を視野に入れて取り組んでいくことの重要性が見えてきました．
　2つ目は，どん底の体験をしても前向きで，肯定的な1人1人の生き様の中に，今の社会が失ってしまった大切な価値があるのではないか，というこ

とが見えてきました．多くの人が学校教育の中や社会の中でのちょっとした躓きや，高度経済成長時の日本社会の根底を支え，がむしゃらに働く中で発症した人たちでした．そして，やどかりの里に来てから自分の居場所を見つけ，病を持った体験を受け入れ，障害とともに生きていく生き方を多くの人が見出していました．そこには自分の人生を肯定的に，前向きに捉え生きているメンバーの姿がありました．

「自分自身が認められている．期待されているんだと思った」
「今までの人間関係はお金があっての友達だったが，やどかりの里に来てからは，損得なしの人間関係である」
「自分にとって精神分裂病を知った人生のほうが奥深くて良かったと思う．行き着く所は結局こういう生き方だったのかなと思う．僕は今の人生を肯定している」
「仲間の病気の痛みがわかるようになり，共感できるようになった．それは人をいかに大事にするかということ」

　調査を通して，彼らの生きざまが，人が生きていく上で大切なものを教えてくれていること，そして，肯定的に生きている彼らの生きざまの中にこそ今の社会にはない大切な価値がある，ということがはっきりと見えてきました．
　3つ目は，彼らが病を持つに至った体験の背景には，過酷な労働，教育の問題など，競争優先の社会の構造があることが見えてきたことです．この社会の構造を変えていくことが大切であり，見失われがちではあるけれど，人が生きていく上で当たり前に，大切な価値を社会の大切な価値として普遍化していく取り組みの課題が明らかになりました．あるメンバーが語った，
「病気を体験したことでわかった競争社会ではない価値を，普遍化して世の中に伝えていきたい」
ということにも，その可能性が見えています．

2）調査を行っている過程での苦しみや喜び，感動したこと

(1) ご自宅で話を聞かせていただいた体験から

　調査は3日間を通して行いました．ご自宅にお邪魔して，1時間半ゆっくり話を聞かせていただきました．お茶やお菓子，果物などを用意したり，部屋をきれいに掃除して待っていてくれた人たちなど，みな私たちを快く迎え入れてくれました．
　やどかりの里ではメンバーと職員が日常の中で話を交わす機会はたくさんあります．しかし，改めて膝を突き合わせ，じっくりと相手の話に耳を傾けた調査の体験は，日頃の関わりの中ではつかみきれない話を聞かせていただきました．そして，聴き手を温かく迎え入れ，ありのままを語ってくれた彼

らへの感謝の思いが，調査団1人1人に残った調査でした．

「私は職歴も浅いし，初めて会う方さえいたが，部屋に招き入れて，家族関係や発症の頃など，それこそプライベートの話題に踏み入っても，淡々と話してくれる．なぜ，それが可能だったのだろう」
「自らの体験や思いをよく話してくれたなあというのが率直な感想．家を訪れると快く迎えていただき，居心地の良さや安心感を与えてくれた」
「話の内容は良いことばかりではなく，失敗，挫折など，私なら人に話したくないことも多い．にもかかわらず，ありのままを語ってくれたことが有り難かった」
「日常的にあまり関わりのなかった聴き手に対しても，踏み込んだお話を長時間にわたって聞かせていただいたことにはほんとうに感謝したいし，これをぜひお返ししなければとも思った」

以上のように，職員は感想に記しています．

(2) 精神医療の問題
　また，彼らが語ってくれた精神病院での体験から，私たちは精神医療の問題の深刻さを強く感じました．

「病院が安心して病を癒す場になっていないことを痛感した．治療の見通しや予後についての情報を伝え，処遇についての説明と同意を得る努力をし，彼らの苦しさやニーズを表現できるような治療の構造が，なぜ精神科では不可能なのか，改めて考えさせられた」
「これまで私はあまり医療に関心がなかったが，より良い医療の発展が必要だと思うようになった」
「まず迫ってきたのは，日本における精神病院の抱える問題であった．この問題をきちんと見据えて問題解決に歩み出さなくては，精神障害者はいつまでも日本という国に生まれた不幸を背負って生き続けなければならない」

調査を通して，精神医療の問題をやどかりの里で働く自分たちの問題として据えてこなかったことを感じ，問題意識を持って精神医療のあり方を考えていく必要性を強く意識することになりました．

(3) まとめの作業を通して感じたこと
　最終日はまる1日費やしてまとめの作業を行いました．話し手の人が何を一番伝えたかったのか，ということを，冷静な視点で洞察してまとめる作業でした．私たちはその作業に四苦八苦しました．

「1人1人の方が語ってくださった話を受け止め，言葉にすることも困難

な仕事だった．1番伝えたかったことは何だろうかなどと考えると肩に力が入った」

「まとめの3日目はほんとうに疲れた．人生は1つ1つが重い，と改めて感じた」

　以上のように職員は感想を述べています．こうしたまとめの作業は，さながら23人分の人生の総括をしているかのようでした．そして，23人分の人生の重みを感じながら，彼らの伝えようとしていることが，まるで23人の後ろにいる見えない人たちも，同じように伝えようとしているかのような重さとなって迫ってきたように思います．

(4) メンバーと職員の協働の取り組みへの手ごたえ
　こうした3日間の調査とまとめの作業を終え，調査団1人1人に迫ってきたことがあります．それは「あなたはどう生きようとしていますか」というメッセージを投げ込まれたように感じたことです．私たちにとって調査は，話し手の思いを洞察し，導き出すものであると同時に，調査団1人1人が自分たちの主体性を揺さぶられるものでもあったのです．ある職員の，

「多くのメンバーが今の人生を肯定的に受け止め，積極的に，そして，夢を持って生きていることに私自身が勇気づけられた．こんなに私自身の主体性をゆすぶられた調査は初めてだった．それは人を対象化してしまう調査や実践が当たり前になっている現代社会があるからだろう」

という感想にも如実に現れているように思います．

　また同時に，メンバーと職員の協働の取り組みへの手ごたえが確実に持てた調査でもありました．

「お互いに感じたことを出し合って同じ土俵に立たずして，これからのやどかりの里は考えられない」

「彼らの生きざまが今の社会の価値観や仕組みに異を唱えているようにも思える．人間として大切にしなければならないものが，精神障害者という生き方を通して感じられるような気がした」

「今の日本の精神医療や競争社会のあり方を少しずつ変えていくものでなくては，ほんとうの意味での良い活動にはならない」

「やどかりの里の財産は，病とともに生きる中で，もう1つの価値を見つけた人々との協働作業ができることであると改めて確信したのである．病や障害とともに生きる人々の体験とその知恵を基盤にやどかりの里のこれからを考えたい」

　こうしてメンバーの調査から，競争優先でない大切な価値を基盤にして，メンバーと職員との協働の取り組みの可能性が確実に感じられた調査となりました．

　そして，やどかりの里の30年の活動の総括と今後の見通しを持つために

は，メンバーの調査だけでなく職員の調査も行い，2つの調査を通して見えてきたことからやどかりの里の課題を導き出すことが大切ではないか，という提案が鈴木先生からありました．調査団もその提案を受け，2つの調査から見えてきたことがやどかりの里の今後の課題になるだろうと考え，翌年職員の状態調査を行うこととなりました．

3）職員の調査の中で際だって見えてきた特徴，まとめの特徴

2000（平成12）年11月に職員の状態調査を行いました．20人の職員に話を聞かせていただき，内女性が15人，常勤職員は11人でした．年齢は20代から60代まで，既婚者は半数の10人，勤続年数も1年未満から30年以上と幅広く，やどかりの里の創設時から関わっている職員にも話を聞かせてもらいました．職種としてはソーシャルワーカーが半数の10人で，その他事務職，栄養士，調理師，作業療法士，印刷技師，編集者，臨床心理士でした．

職員の状態調査を行って見えてきた特徴は，大きくは6つあります．

(1) 職業選択の特徴

1つ目は，成長する過程の中で何らかの躓きや挫折を経験している人が多くいたということでした．そして，学校や家庭の中での躓きなどの体験が，その後の職業選択にも大きく影響していました．調査団の感想にも書かれています．

「やどかりの里の職員は職業選択の時に，それまでの自分の人生を重ね合わせながら選択している．そして，そのことがその後の仕事づくりに大きな影響がある」

「福祉の道を選択するのは，単純に福祉の仕事をしてみたいというのではなく，母親が急に酒を飲み出すようになったり，兄が家庭内暴力をするようになったり，あるいは，自分が学校でいじめに遭ったりというような，人間として深い傷を背負い，そこから福祉の道を選択している人の多いこと」

(2) 今の競争社会の構造がもたらす歪み

2つ目は，成長する過程の中でのさまざまな躓きの体験は決して特別なことではなく，効率や競争を優先する社会構造の中での大きな歪みが，そうした体験に影響しているではないかということでした．調査団も次のように感想を記しています．

「職員の変化を取り巻く環境を考えた時，社会の歪み，教育の破綻などの問題の深刻さが見えてきた」

「成長する過程で，家庭や学校の問題で何らかの躓きを経験している人がいた．これは特別なことではなく，効率や競争を至上課題とする社会づくり

の中での大きな歪みの現われのようにも感じた」

「やどかりの里に来るまでの生活を聴き，今の世の中の歪みを改めて感じた．家庭や学校教育もおかしくなってきている．その根底には競争社会の価値が根強くあるということだと思う．安心してありのままの自分を出せる場所や機会が今の世の中には極めて少ないことがわかった．そのことに気づいた自分の，次にやるべきことは大きく，広く，重いと感じている」

（3）メンバーと職員の関わりから見えてきたやどかりの里の大切な価値

3つめは，多くの職員がやどかりの里に就職し，メンバーから支えてもらう体験をしていたことです．壁に突き当たったり，悩んでいる時などさまざまな場面で，彼らから勇気や励まし，無言の温かさをもらっていました．こうした体験から，職員は自分の人生をより豊かなものにしていました．

「同期に入職したメンバーからお互いに自然体でいこうよ，と言われほっとした」

「就職して5年目に仕事をしていてしんどくなり，自分も病気になるのではないかと不安定になった．あるメンバーが，壁は乗り越えなくてもいいんだよ，と言ってくれた．自分の辛さを受け止めてくれたと思った」

「あれもうまくいかない，これもうまくいかないとメンバーに話していたら，彼から，大切なのは相手に誠実さが伝わることなんじゃないの，と言われ，目の前が開けたような気がした」

「やどかりの里には競争社会にはない何かがある．そのことを世の中に伝えていけるか」

メンバーからの学びが職員の人生に膨らみを持たせ，そこに何か今の社会が見失っている大切な価値があるということに，1人1人が気づき始めていることが見えてきたのです．

（4）社会の動向を見極めていく視点を作る必要性

4つ目は，目まぐるしく変化する社会の動向を見極めていくことの必要性が明らかになったことです．特に，社会福祉基礎構造改革が進められる中，さいたま市が誕生し，その際の活動の見通しについて内部で合意が取れていないことも明らかになりました．早くて，大きい社会の動きを正確に把握し，その流れの中で自分たちの活動を位置づけ，どう作っていくのか，という視点を養っていくことが，大切な課題となって浮かび上がってきました．

「大宮市など3市が合併してさいたま市が誕生して，政令指定都市に向けて着々と準備が進められ，2002（平成14）年からは精神部門の市町村移管が重なる．そして，さらに，以上のことを含めて，社会保障構造改革が進められ，精神の分野もその対象になっているが，その評価をめぐって，必ずしもスタッフ内の合意ができていないように思われる」

「やどかりの里の今後の課題として，国の動きなどをだれかに頼った情報で判断するのではなく，自分たちの視点で社会の情勢を見極める目を養っていくことが大切であり，また，そういった学習の機会を作っていくことが早急に必要だと感じた」

「私たち自身が制度の問題や動向などをきちんと捉えて，活動の方向性を打ち出す必要があると強く感じた」

「次の課題は視野を広げて，社会全体がどのように動いているのか，そのことと自分たちの活動の位置を確認していくことが急務である．そして，そのことを意識し，活動の方向性を考えていかなくてはならない」

「良かれと思ってやっていても，競争社会の価値に基づいた大きな流れをきちんと把握しないと，その流れに呑み込まれてしまう．こんなはずじゃなかったと後で思わないように，自分の目の前の仕事のこと，世の中の動きのこと，両方をバランスよく視野に入れていくことが必要だと思った」

(5) 民主的な組織運営への転換

5つ目は，やどかりの里が民主的な組織運営への転換を図ろうとしていることでした．

小さな共同体のような組織運営から，現在ではメンバー，職員も増え，事業も拡大しています．そうした組織の変化は，今までのように強いリーダーシップをとる1人の職員に依存する組織運営の限界を明らかにしました．そして，組織のことをみんなで考え，話し合い，ぶつかり合う民主的な組織運営への転換を図ろうとしていることが明らかになったのです．

「組織が大きくなったが，民主的に運営していこうとしているように思う．今はその土台づくりの最中だと思う」

「猛烈なリーダーシップの人がいなくなって，新しい世代に交替している」

「私が作業所を作り始めたころは，何か困ったことがあると谷中先生のところにかけこんで相談していた．今は1対1という関係ではなく，みんなで作るということに変わってきている」

「みんなで共同して，チームでやろうという動きになった」

「今のやどかりの里はみんなで作るものになっている．いっしょに作る仲間が増えた．作っていくから先がある」

「おかしいなとだれもが思っていても，そこだけは変わらない．話し合いで創っていこうとしても，その中になじまない人もいる．このままでいいのだろうかと思う」

「みんながやりたいと思うことが実現できるような組織であったらいい．今は職員とメンバーが協働で，民主的な運営をしていくための土台づくりをしているのだと思う」

また，調査団の感想にも，

「社会保障構造改革が進められ,精神の分野もその対象になっているが,その評価をめぐって,必ずしもスタッフ内の合意ができていないように思われる.加えて,運営をめぐる民主化も,一定の前進はみたものの,あと一歩の課題が残されているように思われる」

と述べられ,まだ課題が多いことも見えてきました.

(6) 補助金収入に頼る財政基盤の限界
　6つ目は,現在の補助金に依拠した組織運営の限界が見え始めていることです.

「職員は年々歳をとっていくし,その生活をどう保証していくか.とりわけ,補助金に頼っている現在の態勢をどのようにしていくか」
「福祉も仕事.職員の労働条件も大切.老後が安心できるような労働条件の整備や,特に男性職員は家庭が持てるだけの保障があればと思う」
「扶養家族を抱えた人が生計を成り立たせていかれるかという問題がある.やどかりの里のやり方も補助金に頼るだけでなく,考えていかなくてはならない.メンバーも同じだ.職員もメンバーも仕事をがんばってやっていきたいと思う時に,暮らしの安定も大切である.そうした仕組みをどう整えていくのか」

また,調査団も次のように感想を記しています.

「労働ということをどう考えていったらいいのか.精神障害者が労働者として働き始めていること,扶養家族を抱えた労働者の生活保障,このバランスをどう創っていくのかが大きな課題である.補助金収入に依拠した組織運営の限界も明らかであり,自主財源をどう構築していくのか,検討に入らなければならない」

4) 調査を行っている過程での苦しみや喜び,感動したこと

(1) やどかりの里にある大切な価値
　多くの職員がやどかりの里に来るまでに躓いた体験をしながらも,やどかりの里に来てメンバーと出会い,自分らしさを取り戻していました.中には,そうした体験を涙を流しながら話す人もいました.ありのままの自分を大切にされる体験を味わう中で自分らしさを取り戻し,人間の暮らしの中で当たり前に大切なことをメンバーから学んで成長していく姿には,やはり感動せずにはいられませんでした.ある職員は,
「やどかりの里と出会い,精神障害者と出会ったことで,人生の皮の部分で生きてきたことに気づき,海の深さがあることを知った」

と語っています．メンバーと出会い，彼らとの関わりから気づき，学ぶことで，その後の人生に膨らみを持たせ，より豊かな人生へと変わっているのです．そうした中に何か大切な価値があるのでしょう．調査団の感想にも記されています．

「やどかりの里のスタッフは，私たちはメンバーから学んできた，ということをよく言うが，その内実がこういうものであることを今回の調査で知ることができた．21世紀は障害者の文化だ，と言われることの意味を，もう1歩深めることができた」

「お互いの関わり合いの中での体験からの成長は大きい．このことは，それぞれの人生観や人間観の価値を大きくゆさぶっている」

「職員はメンバーに支えられ，受け入れられて職員になっていくのだということを改めて感じた．また，職員もメンバーから支えられた，という実感が持てる誠実さ，どこまで相手に心を開けるかといったことが，成長の重要なポイントであると思った」

「やどかりの里の職員が働く中で感じていること，1人1人が大切にされることや，精神障害者との関わりの中で気づかされていること，そのことによって人生が豊かになっていると感じていること，ここに大切な価値がある」

(2) まとめの作業を通して

まとめの作業には2日間を費やしました．浮かび上がってくるものがたくさんあり，メンバーとの関わりから見えてくる大切な価値，今の社会構造のおかしさ，民主的運営に転換しつつあるやどかりの里の課題，社会福祉を取り巻く厳しい状況などさまざまでした．調査を通して感じるそれぞれの思いを出し合いながら，まとめの作業が進みました．しかし，そのことを要領よくまとめていくことにかなり悪戦苦闘しました．

まとめの作業を1日終えた後も，今の日本の社会構造について議論が白熱しました．競争や効率優先の社会構造がもたらす歪み，国や政治の動向，自治体の責任，社会福祉分野へ市場原理が導入される危険性などについて，活発に話し合いました．そうした時間は，調査団の意識転換にもつながりました．中には，目から鱗が落ちたように今の社会へのあり様に問題意識を持ち，帰宅してから文献を読んだ人もいました．こうした語り合いが調査を形作っていく1つの要素でもあったように思います．そして，調査はほんとうに多くの学びと気づきをもたらすのだと改めて思います．

3．状態調査を行ってどういう変化が出てきたか

1）聴き手や話し手の変化

　2つの調査を行って，何よりも自分たちを取り巻く環境など，社会に対しての視野が広がったことがあります．今まではどこか視野の隅においていた精神医療の問題については改めて捉え直し，視野を広げて精神保健福祉を考えるようになりました．また，メンバーや職員の体験を通して見えてきた社会の歪みの背景には，人間の間にさまざまな競争を生み出し，効率を優先する今の社会構造の問題が根強くあることを，強く感じるようになりました．そして何よりも，社会福祉基礎構造改革などの大きな社会の流れが，精神保健にも身近なことであることを意識するとともに，こうした社会の動きは決して住民の暮らしを豊かにするものではなく，効率優先の社会構造の仕組みをますます強めていく側面もある，ということを自覚するようになったのです．こうした気づきから，社会の動きは表裏一体で，表の動きに惑わされるのではなく，問題意識を持って社会の動きを正確に見極めていくことの重要性を認識するようになったのです．目の前の活動と社会の動きをワンセットにして考え，日常の実践をするようになりました．

　やどかりの里が大切にしてきた，1人1人のあり様を大切にするということは，人権を尊重することであり，こうした人権意識が根づいた社会を作っていくためには，社会の表と裏の動きを正確に把握し，広い視野に立って自分たちの足場となる精神保健の問題を見極め，活動していくという意識が芽生えた調査となりました．

2）職場の仲間や地域住民の変化

　2つの調査の報告は，それぞれ報告集会を開いて行いました．メンバーの状態調査の報告集会後，調査団と調査団以外の職員との間に少し温度差ができました．しかし翌年，職員の調査の報告集会を行った後，参加者それぞれに感じることがあり，さまざまな気づきをもたらしました．あるメンバーは，
「調査の報告を聞いて，職員もいろんな思いをしてやどかりの里に来ていることを知った．メンバーと職員が共通基盤に立てるという確信を持てた」
と感想を述べました．またある職員は，
「メンバーの調査と職員の調査がワンセットだということがよくわかった．やどかりの里の課題が見えてきた」
と語っていました．2つの調査から，1人1人がやどかりの里のこれからを，手応えをもって感じられたように思います．そのことで，職員間の温度差もなくなったように思います．

　もう1つの変化は，やどかりの里が30年間培ってきた価値が見えてきた

ことです．1人1人のあり様を大切に，1人1人の生き方を尊重し合う，人間の尊厳ともいうべき価値です．

そうして見えてきた価値を，これからの活動に変わらないものとして位置づけていくことが大切であると意識するようになりました．そして，やどかりの里が築いてきた大切な価値を普遍化していく重要性も意識するようになりました．こうしたことから，今の社会の動きへの問題意識が芽生え，社会の動きを見極めていくための学習の必要性を感じるようになりました．そして，1人1人が問題意識を持ちながら，広い視野に立って日々の活動を捉えるようになりました．

3）課題を事業化して，その後どう展開しているか

（1）やどかりの里の今後を考える

2つの調査から，やどかりの里のこれからの課題を明らかにするため，「やどかりの里の今後を考える会」を2日間かけて行いました．課題を調査団だけで導き出すのではなく，やどかりの里に携わるみんなで考えたいという提案が出され，広く呼びかけて行うことになりました．1日目は，やどかりの里の職員，メンバー，家族に参加を呼びかけて行いました．約40人の人たちが参加し，活発な話し合いになりました．

2日目は，1日目の話し合いを受け，調査団と有志の参加者でやどかりの里の今後の課題を整理する話し合いを行いました．そこで導き出された課題は次の5つです．
① 学習を進めていく課題
② 精神医療に関する課題
③ 働き場所を広げていく課題
④ 財政基盤を拡充していく課題
⑤ やどかりの里が30年かけて築いてきた価値観を普遍化し，競争社会ではない社会を創っていく課題

そして，この5つの課題はやどかりの里全体で共有することになりました．やどかりの里は生活支援センターや働く場の運営など活動が多岐にわたっています．考える会に参加した人だけでなく，やどかりの里の活動に携わる多くの人たちと課題を共有することになりました．

そこで，各活動ごとで課題についての話し合いの機会を作り，意見を出し合うことになりました．精神医療に話が集中する所もあれば，やどかりの里が築いてきた価値についての話し合いが中心になる所もあり，話し合いに参加する人の生活背景などでその内容にも特徴がありました．こうして，多くの人たちと話し合ったことで，課題がどこか遠いものではなく，自分たちの暮らしに身近なことであることが共有されました．

（2）2つの調査から導き出された課題への取り組み

　調査から導き出された課題は，やどかりの里の事業課題として，今後継続して取り組んでいくことが定期総会で了承されました．5つの事業課題それぞれにどう取り組んでいくかについては，「2つの調査から導き出された課題について考える会」を作り，話し合うことになりました．

　課題の，①と⑤はやどかり研究所の事業として取り組むことになりました．すでに，いくつかの学習会が始まっています．課題の①については社会の情勢を見極める学習として，文献を読んで討論し，基礎学習をする自己学習会を開いています．また，さいたま市に向けての見通しを持つためにワーキンググループを作り，定期的に話し合いの機会を持っています．課題の⑤については，やどかりの里の創設者の1人である志村澄子さんの生きざまから，やどかりの里の原点を明らかにする学習会を開いています．その他の課題については「課題について考える会」を継続して行い，話し合っています．

　長期的課題から短期的課題まで，調査から導き出された課題は実に幅広くあります．こうして始まったさまざまな取り組みは，やどかりの里の事業として毎年見直されます．また，こうした課題への取り組みは，やどかりの里だけで解決できることでもありません．ほんとうのつながりをつくっていくことが大切です．

　状態調査への取り組みは，1つの大きなうねりとなってやどかりの里全体に位置づき始めています．調査を終えて改めて思うことは，状態調査が持つ力強さです．調査から見えてきた課題を柱に，1人1人が主体的に問題意識を持って日々の取り組みを始めています．「調査はやって良かったで終わったら調査ではない，課題を明らかにして変わっていかないと調査にはならない」といった鈴木先生の言葉を思い出します．日々の活動から社会を変えていく大きな動きを起こしていくことが大切なのだと，2つの調査を終えて初めて実感することができました．そして，調査から見えてきたことを1人1人が実感し，広い視野と時代の流れを見極める視点を持って日々の取り組みをしていくことが，大きな動きを起こしていく原動力にもなるのだと思います．

　現在，精神保健を取り巻く環境は決して明るいものではありません．やどかりの里でもその流れに危機感を持っています．しかし，競争を基盤に置いた社会の早い流れに対して，新たな代案をしっかりと持てずにいるのが現状です．今はまず，やどかりの里が30年築いてきた価値観を普遍化していく取り組みや，社会の動きを見極める目を養うための学習を重ねています．こうした取り組みを続けながら，新たな代案を明確にし，今の社会のあり様を変えていく取り組みへと発展していければと思います．

参考文献

やどかりの里の状態調査－真の協働を形づくるために，やどかりの里の人々の思いを聞く；響き合う街で18号，2001年9月，やどかり出版．

資料篇

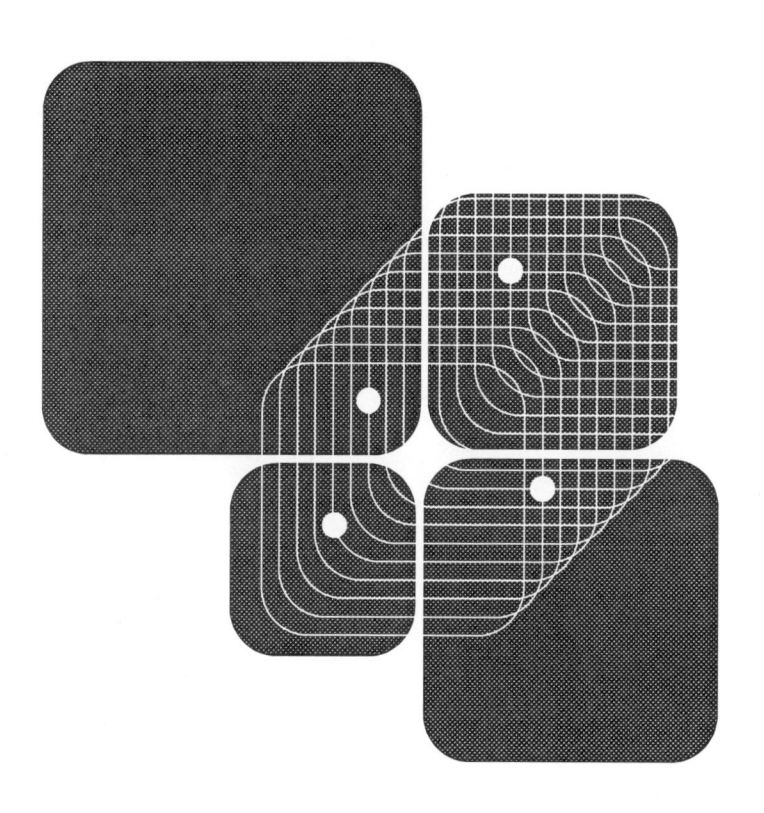

Ⅰ 高山市におけるひとり暮らし高齢者の状態調査のまとめ

調査学習会　1997年12月17日
調査日　　　12月18〜19日
まとめ　　　12月20日

調査団　高山市福祉保健部高年課高年保健係
　　　　保健婦　7名
　　　　理学療法士　1名
　　　　訪問指導員　6名
　　　　南信州地域問題研究所　1名

お話を聞いた方たちのプロフィール

1. 性別
　　男性　5名,
　　女性　20名
　　計　25名

2. 年齢別
　　65〜69歳　7名
　　70〜74歳　6
　　75〜79歳　8
　　80〜84歳　2
　　85〜89歳　1
　　90歳以上　1

3. 結婚歴
　　有 24名, 無 1名

4. 子供の有無
　　(結婚有の24名中)
　　有 21名, 無 3名

5. 兄弟姉妹の有無
　　(現在の有無)
　　有 22名, 無 3名

6. 教育の履修状況
　　小学校卒 15名,
　　尋常高等科卒 9名,
　　旧制中学中退 1名

7. 仕事の有無
　　有 11名, 無 14名

8. 厚生年金の有無
　　有 15名, 無 10名

9. 住まいの状況
　　持ち家　21名,
　　借家　　3名,
　　集合住宅　1名

10. 疾病の有無
　　有 15名, 無 10名

I．ひとり暮らし高齢者の暮らしと今まで生きてきた歴史

1．どのようなひとり暮らしの状態になっているか

50歳の時に妻と死別．娘は市外，息子は名古屋市におり，用事がない限りこない．
（67歳）

子供の時に，両親，兄と死別し，祖母に引き取られて育つ．50歳の頃に喘息にかかった．現在65歳になるが，結婚は一度もしていない．父親違いの妹が市内に1人いるが，知的障害があり，年数回しか交流がない．特に親しい友人もいない．

離婚後，30年間ひとり暮らしをしている．子供は夫のところで育てられたが，現在行き来があり，通院や雪降ろしの時には，頼める関係にある．兄弟は男兄弟が2人健在．特に交流はない．

施設に入所していた夫が1か月前に死亡．子供は3人おり，娘2人は大阪，息子は高山市内に住んでおり，何かあればすぐ来てくれる．妹も市内に住んでおり，必要な時は対応してくれる約束ができている．また，古くからの近所付き合いをしている人もいる．

子供もいないし，特に深くつきあっている友人もいないが，弟2人が近所に住んでいる．軽い知的障害を持つ一番下の弟の面倒をみており，昼食と夕食は一緒にしている．

ひとり暮らしになって5年目だが，娘は市外に嫁ぎ働いているので，あまり来てくれないし，息子は市内にいるが，ほとんど来てくれない．仲の良かった近所の人も最近亡くなった．

夫が1997（平成9）年3月に亡くなり，町内会のことなど全て担ってくれていた息子も，6月に亡くなった．しかし，息子の嫁が毎週末に来てくれ，また県外にいる娘と孫も月2～3回は来てくれる．実家も近いので近所に親しい人も多い．

4年前に夫と死別した．義理の息子は県外にいて，ほとんど来ない．しかし，実の娘は市内におり，頻繁に行き来がある．週5日は仕事に出ており，仕事仲間や地域の長寿会との交流もある．

夫は市内の施設に入所しており，時々会いに行く．前妻の子供が3人いるが，全員先天性の疾患がある．しかし，長男は結婚して市内に住んでおり，その嫁が毎日電話をかけてくれ，用事があれば来てくれる．

夫とは7年前に死別．東京都にいた長男も昨年突然死亡した．その後，長男の嫁と孫は籍をはずした．姉妹は7人いたが，4人の姉は全員57歳で突然死した．さらに弟も1人死亡し，今は2人の弟が近くに住んでいる．また娘も近くに嫁いでおり，時々心配して顔を見せる．友達との交流は盛んに行っている．

2．今まで生きてきた一人ひとりの歴史

1920（大正8）年，古川町で3人兄弟の長女として生まれた．幼少の頃から家の農業の手伝いや他家の子守をしながら小学校を卒業．卒業後26歳まで，町内の糸挽き工場で働き，その後4年間家業を手伝う．30歳で結婚し，高山市に移り住んだが，長男が妊娠7か月の時に夫が死亡．婚家を出て長男

を背負って木工場で働き，その後飲食店や旅館等で77歳まで働いた．

小学校卒業と同時に，信州の糸挽き工場で4年間働き，次に大垣市の紡績工場で6〜7年間働いた．その後，郷里の久々野に戻り結婚した．2人の子供ができたが終戦の年に夫が亡くなり，子供を連れて実家に帰った．そこで作った檜笠や，麺打ちで習った「うどん」を売って収入を得た．1952（昭和27）年に新しい仕事を求めて，子供と一緒に高山市に転入．パチンコ店に勤め，そこで知り合った男性と2度目の結婚をした．その夫との間に子供が生まれるが，旅館で洗濯等の仕事を続けてきた．その後，夫が寝たきりとなり，施設に入ったが1か月前に死亡した．
　＊他に6人が小学校卒業と同時に糸挽き工場で働く．

小学校卒業後，大阪府や瑞浪市で紡績工場で働いたが，その後郷里に戻ってきて，21歳の時に結婚した．夫は神岡鉱山の精錬工で，二間の社宅で姑と3人で暮らしていた．姑が亡くなってから夫の酒癖が悪くなり，暴力を振るわれる日が続いた．しかし，その夫が塵肺になり，鉱山病院に入院していたが，3年で退職させられた．そのため，建売住宅を購入して，高山市に住み，縫製工場で働いた．その間も夫の酒乱は続いたが，10年前に死亡した．

長崎県で生まれ，幼い時に父が死亡したため，米屋に養女にいった．小学校卒業後，米屋の家業や家事を手伝っていたが，両親が亡くなり，義兄の代になったため，米屋にいるのが辛くなり，実の兄を頼って，神戸市に行った．23歳の時に，神戸市で結婚したが夫は戦死し子供はいなかった．その後伯母のいる高山市に転入し，勤め始める．30歳の時に，妻を亡くした人の子供の世話を頼まれ，その後，その父親と結婚した．その後も子守りの仕事をして，70歳まで働いたが，夫は病気になり，現在施設に入所している．

1924（大正13）年に宮川村で7人兄弟の次男として生まれる．小学校卒業後，各務原市の軍需工場に勤めたが，2年間戦地へ行く．終戦後，地元に戻り，山仕事をしていた時に結婚する．3人の子供ができるが1年間に1〜2回しか帰宅できない山仕事を続けた．長男が高山市に就職したことをきっかけに一家で高山市に転入する．その後，長男は結婚し，家族4人で暮らした．58歳の時，山で大きな怪我をして，5年間闘病生活を送った．その5年の間に長男は離婚し，妻が自殺し，本人と長男の折り合いも悪くなり，別居し，独居生活が始まる．63歳から現在（73歳）まで，施設の夜警員として働いている．

7人兄弟の長女として生まれ，尋常高等科卒業後，足が不自由だった，ミシンが好きだったとの理由で，真綿加工場に終戦まで勤めた．その後，既製服の縫製を自宅で行っていたが仕事先の人と39歳の時に結婚．夫は睡眠薬を常用していたが，5年後睡眠薬を多量に飲み自殺した．夫の死後2年を経て，10年間縫製工場に勤め，その後は引き続き，自宅でミシンの仕事をしている．

1919（大正8）年，市内で生まれ，小学校卒業後，大垣市の工場で事務員として3年間勤務する．兄が戦争に行ったため，病弱な父親の代わりに農業をするよう呼び戻された．21歳の時，名古屋市在住の家に両貰いで結婚．結婚後も市内で農業をしながら生活していたが，長男が生まれて1か月後に夫は戦争に行く．一方，養母は身体が弱かったため，名古屋市に転居し，小売業を営んでいた養子先で，店番，介護，子育て，家事全てを担うことになる．1944（昭和19）年に養

母が死亡したため，養父とともに高山市に戻る．終戦後，夫が帰り，その後長女が生まれ，朝市を始める．夫が病弱になったため，75歳で朝市はやめ，その後2年間，夫を看病し，1997（平成9）年3月に死亡した．

Ⅱ．今の暮らしの状態

1．健康の状態はどのようになっているか

(1)病気の人の状態

う つ病で，2～3年前から薬を飲み始めたが，仕事をやめたら，ますます息子のことや将来のことが気になってしまい，眠れなくなり，常に頭が重い．　　　　　　（78歳）

寝 たきりの夫を介護中の3年前，ポリープが見つかり，胃を切除した．その後，油っこい物，ちょっと変わった物を食べると，すぐ下痢をするため，ほとんど野菜のおかずにしている．　　　　　　　　　（78歳）

交 通事故の後遺症と内臓疾患のため，5回ほど手術をし，その後遺症で排泄障害を起こし，常にお腹が重く，夜間もお腹の不快感で目を覚まし7～8回トイレに行く．
　　　　　　　　　　　　（67歳・男性）

50 歳の時，喘息となり，どこに行くにも吸入器が離せない．夜間，発作が起きると思うと不安でたまらない．　　　（65歳）

5 年前に大腿骨を骨折し，現在両膝の痛みもあり，室内歩行にも杖が必要で，椅子での生活しかできない．

(2)健康な人の状態

少 し血圧が高いので薬は飲んでいるが，洗濯，食事づくり等，全て自分で行なっている．　　　　　　　　　（90歳・女性）

膝 が痛いので受診したが，何ともないと言われた．寝る前に痛みを和らげる体操をしている．買物も健康のためと，遠くに行く．　　　　　　　　（79歳・女性）

歩 くのに膝が痛い程度で，家事は自分で一切行なう．雪降ろしも周囲の人が転倒を心配するため，行なわないが，自分ではできる自信がある．　　　　　　（81歳）

(3)健康に気をつけていること

市 の健診は必ず受けるようにしている．また，かなり高価な栄養剤を飲んでいる．
　　　　　　　　　　　　　　　（66歳）

が んにならないよう，食物に気をつけたり，本を読んで勉強している．

ア ロエ，スギナ，牛乳に季節の物を混ぜ，ミキサーにかけて飲んでいる．これを飲むようになってから，足のだるさがとれ，眼圧が下がった．　　　　（77歳）

骨 粗鬆症が心配なので，カルシウム剤を飲んでいる．

毎 日の入浴と，その後の体操を欠かさないようにしている．ぼけないために，20年間，日記と家計簿をつけている．

2．どのような仕事をどのようにしているか

毎 日，午前中2～3時間，旅館の洗濯に出かけている．　　　　　　（78歳・女性）

日用雑貨の店をやっている．（75歳・女性）

11～13時まで，ラジオ店の店番をしている．　　　　　　　　　　（82歳・男性）

午後5時15分～午前8時45分までの夜警の仕事を，2日行って，2日休みというペースで行っている．　　　（73歳・男性）

ミシンの仕事を，午前，午後3時間位と，夕食後9時頃まで行っている．
　　　　　　　　　　　　　（73歳・女性）

民芸品の'さるぼぼ'等の内職をしており，月4万円位の収入を得る．（66歳・女性）

ホテルの清掃を9時～15時30分まで行っている．休みは5日に1回の割合で交替に取っている　　　　　（75歳・女性）

旅館の料理出しの仕事を23年間続けている．普段は午後2時～10時までだが，夏場の忙しい時は午前6時30分～9時までの仕事もしている．自転車で通勤．
　　　　　　　　　　　　　（66歳・女性）

3．仕事をしていない人の1日の暮らし方

(1)起床（仕事をしていない人のみ）

時　間	人　数
5～6時	4
6～7時	4
7～8時	5
決まっていない	1

お腹の気持ち悪さで目が覚める．

朝市に行っていたので，今でも5時に起きる．

時計の針のような生活は続けられない．きちっとした生活よりも，少しずれれているほうがよい．不規則な生活も身体に良い．
　　　　　　　　　　　　　　　　（77歳）

(2)就寝（仕事をしていない人のみ）

時　間	人　数
6～7時	1
7～8時	1
8～9時	1
9～10時	1
10～11時	4
11～12時	4
12～1時	1
決まっていない	1

8時30分に布団に入るが，気分が悪くなかなか眠れない．

読書をしたり，短歌の勉強をしたり，また新聞をとっていないので，テレビでニュースを見ていると，12時を過ぎてしまう．
　　　　　　　　　　　　　　　　（65歳）

早く寝たくはないが，身体が辛くて横になる．一人で起きていても，ストーブはつけていなくてはならないから……

＊睡眠薬の常用が仕事をしている人を含め　4名

(3)食事に関わること
① 食材の購入や使い方をめぐって

大型スーパーができたため，近くのスーパーがなくなり，運動を兼ねて30分かけて歩いていく．まとめ買いをするので，帰りはタクシーを利用することが多い．

近くにあったスーパーがなくなり，歩いて30分ほどかかる所へ行かなくてはならなくなった．足が痛いので大変だが，食材の

購入を他人に頼むことはできない．

食 材のパックの量が多いため，同じ物を何回も続けて食べたり，夏場は捨てるほうが多い．

足 が悪いので，広告を見て，その日の安い物を見つけて紙に書き出し，一緒に食事をする弟に買ってきてもらう．

近 くにスーパーがないため，福祉バスを利用して，買物に出かける．

近 くにスーパーがあるが，買物は娘に全部頼んでいるため，自分では行かない．

ゲ ートボールをするために，車で外出するついでに買ってくる．　（77歳・女性）

大 型スーパーができたが，人が多く，疲れるため近くの小売店を利用している．

② 食事づくり………全体として，食事は大変に質素で，量もあまり多くないため，食費にどの位かかるかが，わからない人が多い．

料 理を作ることが好きで，品数を多く作る．家計簿をつけていて，新聞の料理の記事を，家計簿に貼っている．

3 食とも和食で，3食とも作る．特に夕食は，野菜の煮物，魚，肉等，かなり豊かな内容にしており，友人との飲食費も含まれるが，月に10万円位食費として使っている．
（65歳・男性）

買 ってくるものは惣菜が多く，また，近くに住む娘が調理した物を持ってきてくれることもある．外食も多く，ご飯は1合炊けば，3日は持つ．　　　　　（77歳）

酒 を少し飲みすぎると，食事を作るのが嫌になる．3日間酒だけになると脱水症状と栄養失調になり，救急車で入院する．
（67歳・男性）

(4)入浴

銭 湯に行く人　8名

自 宅にお風呂があるが，3時頃に銭湯に行く．同じ顔ぶれの人がこの時間帯に来るので，いろいろな話をする．行かない日が続くと「どうしていたのか」と言われる．

手 術をした時の友達が，銭湯を営んでいるので，近くにも銭湯があるが，遠いところにある友達の銭湯に2～3日に1回の割合で行く．番台の友達と話をすることが，楽しみとなっている．

4．友達や近所の人々とのつながり

(1)友達とのつながり

友 達がいない　4名

友 達はいるが，家の中に入って話をするような人はいない　10名

以 前勤めていた会社の友達と，時々食事をしたり，近くの温泉に遊びにいく　5名

ゲ ートボールに週3回行き，大正琴に月2回行き，他の日も午後はあまり家にいない．

会 社の時のグループで，月に一度は食事をしているが，他に4つのカラオケのグループに入っている．うち3つのグループは，毎週月，木，金で，他の1つのグループは，広い範囲のグループで，年に2回，大会を開いている．　　　　　　（65歳・男性）

毎週日曜日の午前中に，決まって訪ねてきて話をする友人がいる．部屋には，その人ための座椅子が用意されている．
（73歳・女性）

(2)近所の人々とのつながり

働きに出ているので，近所の知り合いは少なく，一般的なつきあいしかしていない　3名

ストレスがたまったり，嫌なことがあると，向かいの人の所へ行ってしゃべったり，あまりひどい時には，買物などに一緒にいってもらう．

庭に出ていると，隣の人が声をかけてくれ，珍しい物があれば，差し入れをしてくれる．　　　　　（67歳・男性・病弱な人）

豪雪の時は，近所の人が来て，雪降ろしをしてくれる．

車も通らない細い道をはさんで家が立ち並んでいるところに，50年間住んでいるが，いろいろな人に昔は，味噌，米，醬油等を借りていた．今でも，雪が降れば，向かいの人がよけてくれる．

お金がなくて，電話をつけることができなかった時に，喘息の発作が起きて，何とか大家さんの家まで行って，救急車を呼んでもらった．大家さんしか頼る人がいない．

毎年，庭先にトマト，きゅうりを植えているが，ある年，病気で入院していたら，近所の80歳のおじいちゃんが，苗を買って植えていてくれた．　　　　（73歳・女性）

1日1回は，近所の人の誰かが煮物等を差し入れしてくれる．　　　（88歳・女性）

死別した夫の盆栽を，毎年隣の人が出し入れしてくれる．

新聞がたまっていたり，車が移動していないと，近所の人が心配して訪ねてくれる．本人も，簡単な大工仕事を気持ち良く行っている．

向かいの独居の人と約束し，朝になってカーテンが開いていない時とか，相手の新聞がそのままになっている時は，お互いに状況を見にいくようにしている．

5．今の楽しみや趣味

(1)楽しみ

楽しみは仕事　4名

毎年，お正月に大阪府に住む息子のところに電車で行き，孫の顔を見るのが楽しみ　2名

息子が38歳で亡くなったが，息子の妻とその子供が毎年2回，盆と正月に会いに来てくれるのでそれを楽しみにしている．月1回は電話をくれる．

買物に行った時，月1回位，パチンコをしてくるのが楽しみ．　　　（66歳・女性）

(2)趣味

趣味なんてない　8名

通信講座で，今年の1月から短歌を勉強している．月1冊テキストが送ってくるので，作品を書いて送り返すと，添削して返ってくる．　　　　　　　　　　　（65歳）

俳 句を始めた． 　　　　　　（68歳・女性）

妻 の死後，何かをしなくてはおかしくなってしまうと思い，書道を習い始めた．
　　　　　　　　　　　　　　（73歳・男性）

レ ンタルで，週刊現代と週刊実話を借り，拡大鏡を使って読んでいる．
　　　　　　　　　　　　　　（90歳・女性）

牛 乳パックを使った手芸品や機械を使った編み物をしている．

6．困っていること，心配なこと

(1)日常生活で困っていること

雪 降ろし　8名

町 内の班の役員や出役　8名

買 物　4名

舗 装を重ねているので，だんだん道路が高くなって，特に雪の溶ける時は，飛ばしりが，家のガラスにかかって，掃除が大変．

周 囲が発展してきたので，便利がよくなったが，転入者も多くなり，不用心になった．

ち ょっとしたことを，誰に頼んでいいかわからない．

道 路が拡幅され，家の一部がかかるため，そのことについて市役所と交渉しなくてはならんいが，どうすればいいのか分からない．

(2)心配なこと

電 話に出られるうちはいいが，出られなくなったらどうしよう　5名

い つ，何が起こるかわからないので，寝る前に枕元に電話を置いてから床に入る．

母 の介護と，自分の体調がすぐれないとの理由で，班の役を免除してもらっていたが，母が亡くなった今は，受けなければならないと思うが，仕事がこなせるかどうかが心配．

ま だ66歳で働いているので，役を免除してもらうことが，逆に苦痛になる．

夜 寝つけない時に，風の音で戸がガタガタすると，侵入者でないかと思い，戸締まりの確認にいく．

7．これからの生活設計をどのように考えているか．

考 えても考えようがない．その時にならないとわからない　6名

老 人ホームに入る方向で，気持ちを整理している　6名

息 子や娘は「来い」と言ってくれるが，どうしたものか分からない　5名

老 人ばかり集まった，集合住宅みたいなところに住みたい．

Ⅲ．心底にある思いが思わず出た言葉と，話の中で感動したこと

1．心底にある思いが思わず出たと思われる言葉

電 気のついていない家に帰るのは辛いので，一杯飲んで帰る．

連れ合いと死に別れることよりも，子供に先立たれることは，本当にこたえる．人生の中で一番哀しい年でした．

長生きしても，健康でなくっちゃなー．

冬は夜が長くで恐い．

50年働いても，家が買えない．
（82歳・男性）

過去を振り返っても仕方ない．一生のうち楽しいことは何もなかった．

私の一生は何もない．

この皺に中に，喜びも哀しみも苦しみも入っています．

人生で一番楽しかった時は，70〜78歳までの，年金がもらえて，時間ができて，身体が元気だった時．　（88歳・女性）

主人には申し訳ないと思うが，今が自分にとって，一番幸せなのかもしれない．

今までの人生で楽しかったことは一度もない．今はテレビも見たくない気持ちだ．
（79歳・女性）

2．話の中で感動した言葉

私の一生はミシン一筋だった．（73歳の今でもミシンの内職をしている）

何度も死のうと思ったが，死ぬ思いなら何とかなる．（小さい時から仕事をし続けてきて，指先が全部曲がっている
（78歳・女性）

Ⅳ．調査の中で出された要望事項
　　……全体として少なかった

福祉バスに乗りたいと思っても，バス停がわからないので，わかるようにして欲しい．

折角，福祉バスがあるが，バス停が遠く，特に冬場は雪が凍り付いて恐い．もう少し近くにほしい．

冬の灯油代が大変なので少し援助してほしい．

Ⅴ．施策化にむけて検討が求められていること

ひとり暮らし高齢者の健康を守るための手段について．

折角制度を設けていても，それを知らないでいる人がかなりいる．この問題をどうしたらよいか．

ひとり暮らしで病弱な人の雪降ろしの問題をどうするか．

かなりの高年齢になって病弱な人の町内会の役回りや出役をどうするのか．

医療費が上がっている現在，極端に収入の少ない階層の人をどうするのか．

ひとり暮らしの高齢者同士が，主体的に関わっていけるようなことを目指して，交流できる場が設けられないか．

II 痴呆を中心とした介護者の状態調査のまとめ

介護保障を真に住民のものにしたい杉並有志の会

調査学習会　1999年12月4日（土）
調査日　　　12月11日（土），12日（日）
まとめ　　　12月18日（土），19日（日）
　　　　　　2000年1月6日（木）

お話を聞いた方たちのプロフィール

1．被介護者
（1）性別
　　男　5人　女　12人
（2）年齢別
　　70歳～74歳　2人
　　75歳～79歳　1人
　　80歳～84歳　6人
　　85歳～89歳　5人
　　90歳～94歳　3人
（3）発症に気づいた年齢
　　50歳代　1人
　　60歳代　3人
　　70歳代　7人
　　80歳代　6人
（4）発症後の経過年数
　　1年未満　0人
　　1年以上～2年未満　2人
　　2年以上～3年未満　2人
　　3年以上～4年未満　4人
　　4年以上～5年未満　1人
　　5年以上～6年未満　0人
　　6年以上～7年未満　0人
　　7年以上～8年未満　1人
　　8年以上～9年未満　1人
　　9年以上～10年未満　1人
　　10年以上～11年未満　3人
　　20年以上　2人

2．介護者
（1）性別
　　男　1人　女16人
（2）年齢別
　　45歳～49歳　3人
　　50歳～54歳　2人
　　55歳～59歳　1人
　　60歳～64歳　6人
　　65歳～69歳　1人
　　70歳～74歳　2人
　　75歳～79歳　1人
　　不明　1人
（3）被介護者との続柄
　　妻4人　嫁5人　息子1人
　　夫0人　娘7人
（4）介護のみか勤めながらの介護か
　　介護のみ　15人
　　勤めながらの介護　2人
（5）居住状態
　　同居　12人　別居　5人
　　　　（うち施設入所2人）
　　同居の場合
　　　持ち家　　　　　　12人
　　　集合住宅（賃貸）　1人
　　　不明　　　　　　　1人
（6）同居の場合の家族状況
　　2人暮らし・親子　2人
　　　　　　　二世代　4人
　　2人暮らし・夫婦　2人
　　　　　　　三世代　4人

Ⅰ．被介護者の状態

1．発症前の仕事や状態と発症に気づいたきっかけと処置及びその後の経過

被介護者とその娘である介護者は，長年2人で暮らしていたが，ある日の昼食後，突然表情がなくなり，声も聞き取れないほど小さくなってしまった．医師には脳梗塞ではないかと言われたが，会話が成り立たなくなってしまった．そのため，本人が何か言わなければならなくなるような会話を心がけた．ずっと一人芝居をしているような状態だったが，そのうちに少しずつ表情が出てくるようになった．

ある日分別ゴミ捨ての日がわからなくなり，介護者に毎日尋ねるようになった．おかしいとは思ったが，そのままにしていた．ある日ガスのつけっぱなしでボヤの直前までいき，火の手があがってしまった．そうしたことが2度もあり，3度目には家族が不在だったため，本人も驚いて隣の人に知らせて消してもらった．また，コンビニで食材を買って帰る時に道がわからなくなり，人に送ってもらうこともあった．さらに嫁いだ娘が子供の教育のことで実家に戻って住むようになり，台所仕事を引き受けるようになったが，その時被介護者は「台所仕事に手を出せなくなってしまった」と言っていたが，その後時々ボーッとしていることが見受けられるようになった．

37年前，50歳の時に新潟から出てきた．最初はワカメなどの海産物商をしていたが，その後生協の前身である「天然牛乳を飲む会」の仕事をしていた．性格が攻撃的で夫婦喧嘩が絶えなかった．60歳代に入る2～3年前から，集金などのお金の管理ができなくなってきたが，その当時，介護者も仕事を持っていたので，自分のできることをさせていた．2年前には介護者も仕事をやめ，介護中心の生活に入った．最近ではアルツハイマーの中程度といわれ，24時間目を離すなと言われている．

被介護者は6，7年前，信州に住んでいたときの隣人が，境界を越えて家を建てたということで，財産をとられたのではないかと気に病んでいた．じっさいはごくわずかのことだったが，1メートルも削られたように思いこんでいた．夫に相談しても，相手にしてもらえなかった．夫は普段から無口な人で，夫婦の会話もほとんどないような状態だった．隣の人は元警察官だったので，どうしたものかと悩みぬいたすえに話し合いにいったら，ぎゃくに脅される始末だった．その時からストレスになっていたようだ．それから月に1度くらいはパニック状態になり，いま介護している東京の娘のところへSOSの電話が本人からあり，その都度仕事を休んで信州へ駆けつけていたが，それが週に1度から，さらに2，3日おきと頻繁になり，娘は仕事をやめて介護に専念することにし，東京で娘の近くに住むことになった．

被介護者である母は，もともと家庭の中での存在が小さく，何もできないと思い込みがちであった．50歳代で更年期鬱のようになり，被害妄想と嫉妬妄想があった．三女が20歳の時に診療所へ母に内緒で相談に行き，安定剤をもらって，本人にわからないように飲ませていた．その後3人の娘がみな結婚して家を出た．夫婦だけになり，喧嘩が絶えない状況だった．三女が千葉の野田市から実家に帰って面倒をみることになったが，その後，被介護者は戸籍がないなどと言い出した．今は入院中．

父は75歳の時に自分でおかしいと思って病院に行ったが，なんともないと言われた．しかし，散歩の途中でステッキで車をたたいたりするようになった．また近所の家の窓ガラスを割るようになり，近所から苦情が出るようになった．介護者がいっしょに散歩するように申し入れたが拒否されたので，あとから見つからないようについていった．しかし，まだその頃はお母さんが健在だったので，嫁が父の面倒をみることにジェラシーを感じていた．お父さんは83歳で亡くなった．母は10年ほど前から糖尿病の持病があったが，お父さんの死亡直後に転倒し，一時は寝たきりになるとともに，少しおかしくなった．しばらくして，今度は心不全で入院し，退院後再び転倒し，大腿部を骨折したが，高齢であったために手術しなかったので，そのまま寝たきりになり，痴呆の症状も進んだ．なお，介護者の夫はずっと単身赴任している．

　被介護者の夫はサラリーマンで，2人の息子は結婚して家を出ていた．被介護者はいわゆる良妻賢母型で，生活も食事も夫に合わせるというもの静かなタイプの人である．依存型のように見えるが，神経質でシンがとても強い人．そしてモダンな人だった．16年前，被介護者が67歳の時に夫が亡くなり，その1か月後に次女の家族4人が東京から転勤になり，同居するようになった．その時から，これまで長い間1人でしてきた食事づくりを初め台所の仕事を次女に任せて，一切やらないと宣言し，なにもしなくなった．10年前に，他人にスカートをとられたとか，洋裁の道具をとられたといって騒いだことがあった．また6年前には，必要がないのに不動産屋さんの車に乗って1日中不動産を見て回ったということもあった．しかしはっきり痴呆とわかったのは2年前で，ビニール袋の中に身の回りのものを詰め込んで，引越しをするといって外に出るようになったり，買い物をすると言って家を出たり，1日に何回も徘徊するようになった．性格が変わったように攻撃的になり，とくに孫娘に言葉の暴力を浴びせるようになった．

　旧制中学を出て40年間銀行を勤めあげた．所帯をもって一定の蓄えができたので，実家を二世帯住宅に建て替え，そこに移って，老父母の世話を28年間にわたってみてきた．5年前に94歳で父を亡くしたあと，千葉の弟が90歳の母を強引に引き取っていき，母は翌年亡くなった．被介護者が，ちょうど腸の手術の日に弟から母の遺言状を突きつけられ，父母と暮らした実家の土地を明け渡すように言われ，そのショックもあって血流が悪くなり，痴呆症状が出てきた．退院後は数字もおぼつかなくなり，通帳などを介護者の妻に任せるといい出した．その後の2年間は，徘徊で3度も警察の保護を受けた．しかし，できるだけていねいに話をするように努め，いっしょに暮らしていくための努力をしてきた結果，この2年間は安定してきて，将棋仲間ができたり，1人でコースを決めて散歩ができるようになった．

　被介護者は，発症前は頑固なブリキ職人の妻として生活してきた．30歳の時に養女をもらった．もともと短気で，大食家で，人見知りがちの性格だった．子供がなく，養女を受けたが養婿と夫がそりが合わず，離縁状態となり，夫婦2人での貸間収入などにたよる暮らしが続いた．本人が74歳の時に夫が心臓病と痴呆で入院．3か月の介護の後に亡くなった．その後離婚して別れて暮らしていた養女と孫娘2人と同居するようになった．下の孫娘が結婚して出ていったあと，症状が悪化し，上の孫娘に対するいじめが頻繁になった．化粧品を使われたとか，お金がなくなったといったことや，買ってきたものを全部食

べてしまうといったことが続いた．それでもまだその頃は痴呆とは思わず，もともとの性格だと思っていたが，3年前に過食から腸閉塞を起こして入院した．入院をきっかけに，痴呆であることがはっきりし，病院等の施設にずっと頼るようになり，昨年4月から特養に入所した．

被介護者は高校生のころから酒で事件を起こしていたが，その後会社に入り，営業の仕事のウップンばらしで夜中の3時，4時まで酒を飲んでいた．約10年ほど前に匂いが分からなくなるという症状が出て，その後，風呂の湯を煮え立たせたり，テレビをつけっ放しにして席を離れるようになった．理由を聞くと，さびしいから音を出しているのだといいわけをするようになった．2年半ほど前，仲のよい友人と酒を飲んで帰宅した時，門の前に仰向けになって倒れていたので，翌日妻と娘が病院につれていったところ，脳萎縮があることがわかった．1年ほど前から，トイレの場所がわからなかったり，洗面台で放尿したり，若いころのショッキングなことを思い出して錯乱状態になった．食事の時に左側にあるものはとらなくなったり，ズボンも右しかはかないなど，左側にあるものの存在がわからなくなってきた．

84歳のころからお金やメガネ，財布がないなどと騒ぐようになった．とくにお金に執着し，介護者とその孫娘を責めるようになった．そのために，孫娘は胃潰瘍になったり，脱毛症になったりした．その後徘徊をするようになったので，買い物の時は外からカギをかけて家を出るようにし，連れて行く時は車椅子に乗せていくようにした．ていねいな言葉を使う人だったが，アルツハイマーになってからは，言葉が悪くなり，とくに介護者に対しては乱暴な言葉をぶっつけるようになった．今は徘徊が少なくなった．また孫娘は今年から勤めに出るようになったので，よその人と思っているのか，攻撃しなくなった．

もともと民生委員や町内会の役員などをしたり，編物や押し花，大正琴などの稽古ごとをするなど，地域では名前の通った人だった．10年前に息子が連帯保証人になっていたために借金を背負い，土地をめぐって裁判沙汰になり，借金のかたに家屋敷の一部を取られることがはっきりした1995（平成7）年の夏ごろから，夜中に起き出して朝ご飯の支度をしたり，徘徊を始めるようになった．1996（平成8）年の3月に転倒して右大腿部を骨折して入院した時に，隣のベットに親戚の人が寝ているといったり，バルンカテーテルを切ったり，点滴をとってしまったりするようになり，ホテルとまちがえてルームサービスを呼ぶようなことが出てきた．退院した時には家がなくなっていたために，介護者である娘と2人でアパート生活が始まった．

本人が61歳の時，夫が65歳で亡くなり，それからは四男といっしょに瀬戸内の小さな島でみかんづくりをして，真面目に働いて，数千万円蓄えた．しっかりしている人だったので，金銭管理もすべて自分でやっていた．3年ほど前，いっしょに暮らしていた弟から，母がボケたみたいだという連絡があった．電話をしてみると，しっかりと応対し，話も通じるので，まったく信じられなかった．しかしこの頃から，言ったことをすぐ忘れたり，同じことを繰り返すという症状があったようだ．こうした母の症状が出始めたことをきっかけに四男が遊びを覚え，金使いが荒くなり，何日も家をあけるようになった．母が発熱して入院する時は嫁が東京から駆けつけた．主治医からも，1人で置いておいてはいけないと言われ，昨年2月に東京につれてきた．しかし，介護者の姉は，次男夫婦が母の金がほしくて，自分たちに相談なしに引きとったと

いって，なにかにつけて嫌がらせをしてくる．

工学の専門研究者で，大手の鉄鋼会社の研究所を勤めあげたあとも，友人の会社のワープロ打ちの手伝いに青山まで自転車で通っていたが，1996（平成8）年の1月に対向車に跳ねられ，入院した．脳に水が溜まっているような状態だった．その年の暮れに突然大声をあげて倒れ，救急車で入院した．脳梗塞と診断されたが，その頃から痴呆の症状が出るようになった．息子を兄貴と呼んだり，学会から依頼状がきたので，いかなくてはならないと言うようになった．その後入退院を繰り返しているが，ところかまわず排尿するようになった．現在被介護者は80歳，介護者は妻で74歳．

電気関係の技術者として仕事をして，66歳で退職．2年ほど前から気力がなくなり，動かなくなった．とくに物忘れがひどくなり，昨年11月の初め頃，大雪が降ったのに雪かきをしないとか，木を伐ったのに後かたづけをしないと言うようになってきた．春先に散歩に出たが，夕方になっても帰ってこない．道がわからなくなったが，最寄り駅はわかっていたので，乗り物に乗って帰ってきた．新聞も読まなくなったし，電話をとるが話の中身は忘れる．医者（物忘れ外来課精神科）へ行ったが，アルツハイマーではないと言われた．またうつ病でも痴呆でもなく，まだらボケのようだと言われた．着替えが厄介なのか外に出たがらない．食事とお風呂とトイレ以外は，一日中2階でテレビを見たり，寝たりしている．計算はできるし早い．

2．現在の状態

(1) 現在の特徴的な症状

足が弱くなったので徘徊ができなくなってきた．今は寝かせておくといつまでも寝ているし，座らせておけばいつまでも座っている．

お出かけが好きで，外に出て，だれにでも話しかける．電話工事の作業員に下から呼びかけたり，近くの小学校の校庭にいる子供に声をかけたりする．そのため最近，交番から5回送ってもらった．もともと商売をしていて顔が知れているので，近所の方にも5回，さらに小学生に送ってきてもらったこともある．

以前は亭主関白で攻撃的な性格だったが，いまは87歳で穏やかになった．散歩をよくするし，とくに自転車で遠くまで出かける．しかし，夜中にご飯を食べ，お釜が空になっていたり，なべを煮こがして駄目にしてしまう．2時間ごとに食べたため腸閉塞で入院した．

今までは話が好きで，人といっしょにいるのが好きだったが，最近は馴染みができにくく，テレビやラジオも見なくなった．顔を洗うのも嫌がるし，お風呂も嫌がる．また着るものも，カーディガンを2枚重ねて着たり，着る順番をまちがえるようになった．テーブルの上の調味料の使い方がわからないし，食事は気をつけていないと1つのものだけ食べてしまう．最近は落ち着きがなく，立ったり座ったりして，そわそわしている．昼寝して起きると朝だと思ってしまうなど，夢と現実がいっしょになってしまうことがある．

母屋の広い部屋で寝たきりの状態になっている．すぐ隣に住んでいる嫁がきて，オムツ交換をしたり，食事の世話をしている．導尿をしており，緑内障・白内障だが，テレビをつけっ放しにしている．耳元で大きな声で話をするとわかる．さびしくなると大声を発して嫁の名を呼ぶ．

ものが対称的に見えてしまう症状で，ドアが鏡に映ったように両方にあるように見える．近くにいる娘が車椅子に乗せて歩いている．

朝方2時，3時頃に起き出して，ベットの柵から降りようとすることがある．トイレに行くとベットの場所がわからなくなって，部屋の中をうろうろと動き回る．時々外に出ようとして，家の中で唯一カギがかかっていない介護者の母の部屋から出てしまう．アルコールの影響によるコルサコフ症候群で，ヘルパーさんとは，兵役の経験はないのに，戦争に行った話をする．

入浴や部屋の掃除をすることを嫌う．食事とトイレは自分でするが，最近トイレの回数が非常に多くなった．着替えは自分でやるが，夏物・冬物の区別がつかなかったり，重ね着をしたりする．寝ていることが多いが，ガスをひねったりするので，1人にはしておけない．

ナツメロをかけると手でリズムをとっていたが，最近はうるさがり，ほとんど寝たきりである．ショートステイをよく利用するが，帰ってくると1日か2日は攻撃的でよくしゃべる．食事も食べ方が早くなるし，紙パンツを使っているが，本人は嫌がり，便が畳の上に落ちていることもある．

今年に入って，薬にも頼らなくなり，他人の言うことも聞くようになり，買い物から帰ると「お帰り」と言ってくれるようになった．散歩のコースも定まっていて，最近はゲートボールに関心がある．帰ってくるので心配はないが，夜中に出かけることがある．しかし，着替えの順番をまちがえたり，出されたものはすべて食べてしまう．

何度もトイレに行きたがるので，安全ベルトで車椅子に固定している．お金がないと不安がるので，コピーの一万円札を3枚，枕の下に入れてある．

外へ出るのは少なくなったが，暴言は吐く．起床の時間はとくに決まっておらず，起きるにまかせている．歩くことができるので，いつも捜し物をしている．お風呂に入りたがらない．

骨折で動けなくなったので徘徊はなくなったが，食事も全面介助になってしまった．夜中に排便したとき，ベットのふちに塗ったり，ショートステイのときに便をポケットにしまっていたりする．手に触るものはなんでも口に入れてしまう．

電話をパソコンとまちがえて，電話の線をとって，どこかへしまってしまう．本をよく読んだ人だったが，最近は新聞さえ読まなくなった．テレビは見るが，意味がわからない．

お風呂に入るのが大好きだったのに，入ろうとしなくなった．着ることも順番がめちゃくちゃでうまく着れなくなった．

(2) 生活上のこと
① 介護者に対する識別状況
　　介護者を識別できる人　　　　　11人
　　識別できない人　　　　　　　　2人
　　識別できたり，できなかったりの人　4人

② 睡眠の状態
夜中に排尿が2，3回あるので，ポータブルトイレに座らせるために，1晩に2～3回起きる．

介 護者夫婦が被介護者と同じ部屋で寝ているが，夜2，3回は起き出してゴソゴソする．

特 養では寂しくて1人では眠れないために，看護婦詰所に行く．

夜 中に，11時，1時，3時，5時と4回起きる．その間に睡眠剤を1回飲ませる．

朝 までに4，5回トイレに起きたり，捜し物をしたりしている．捜し物をするために，玄関を出て門のところまで行く．

12 時ごろ就寝して，2時間おきに介護者を起こし，4時頃起きて洋服を着る．

夜 はほとんど眠れない状態で，夜中戸外に出ていってしまうことがたまたまある．

医 師の指導で睡眠剤を飲んでいるので，割合よく眠る．

と きどき介護者夫婦が2階で寝ていると，1階で寝ている被介護者が上がってきて，「だれか来た」とか，「まだご飯が炊けていない」と言ったりする．また夜中に庭に出てしまうこともある．

被 介護者は1階に，介護者は2階に寝ている．なにかあった時はブザーで知らせるようにしているが，12時，2時，4時とブザーを鳴りっぱなしにするので，ブザーを変え，本人の部屋の向かいの物置の使いつけた部屋へ介護者は移った．

夜 中に起きて徘徊して，9月には3回警察の保護を受けた．2か月前から介護者がいっしょに寝るようにしている．例えば前の日は10時に寝て，2時，4時40分，6時，7時と起きた．ちゃんと寝るのは3日に1度．介護者といっしょに寝るようになってからは外には出なくなった．薬は飲ませていない．

③ 食事

夜 7時には眠くなってしまうので，早めに入浴させ，家族の夕食前に食べさせている．

朝 は家族5人でいっしょに食べているが，夕食は介護者と2人のことが多い．

1 日2食．動かないので最近食欲が落ちてきたようだ．ケーキは嫌いだが，あんこは好き．

昨 年12月，インフルエンザにかかってから，自分では食べれなくなったので，1日2〜3回食べさせている．

入 れ歯を壊してから，家族がつくった食事を自分流に鍋に入れて，おじやにして食べる．

食 事は自分で食べるが時間がかかる．よく食べる．ただご飯を布団のなかに隠してしまったりするので，見守りは必要．

家 族いっしょに食べている．日によって2回の時と3回の時がある．おかずを細かくしておけば1人で食べる．ただし牛肉は小さくしなくても食べる．

糖 尿なのでできるだけ控えるようにしているが，ご飯がすごく好きで，歯がなくても1日3回，1回に2膳は食べる．みかんなどは目の前に出すと，全部食べてしまう．マグロとウナギが大好物．

1日3食と2回のおやつ．時間を決めて介護者が作る．量は少ないが，食べやすいように工夫しているので，1人で食べることができる．

食欲は旺盛で，ふれあいの家で出される食事は少ないと言っている．

もともと大食家で，食べることは待てない．歯がないので，特養ホームでは，刻み食にして，1日3回自分で食べている．

寝たきりだが，1日3回キチッと食べる．その間におやつが2回．そのために褥瘡がない．食事やおやつを与えると，介護者に「ありがとう」と言う．

1日3食とる．夕食は孫をかわいがるので，別棟にいる介護者の家で食べるようにしている．食べ方はすごい．だれもいないと自分だけで食べているが，水分をとらないので，水分はきちんと飲ませるようにしている．

介護者といっしょに食べる．左側が見えないので，右手だけで食べるので，食器は固定してある．また，介護者が視野にはいるように，右側へ移している．めん類は介助がないと食べられない．近くのパン屋さんで屋外で食べるところがあって，そこで食べることを楽しみにしている．

夏までは，介護者が外出するときは，食事を冷蔵庫に入れて手紙を書いておけば，1人で冷蔵庫から出して食べることができた．しかし，最近はテーブルの上に目に見えるようにセットしておかないと分からなくなった．また食べ物の名称と品目が結びつかなくなった．

④ 移乗
　　寝たきりの人………2人
　　伝い歩きの人………2人
　　自由に歩ける人……10人

歩くことはできるが，歩きたがらない．

よく歩けるが，転ぶことが多い．

歩けるが，徘徊と骨折予防のため車椅子で過ごしている．

室内では自由に歩けるが，屋外では車椅子に頼っている（2人）

左側の存在がわからないので，階段を上るときは右側に手すりがあるのでいいが，下りるときは手すりが左側になってしまうので非常に不安定．

前で手をもてば，なんとか歩けるが，それでも時々転ぶ．また，ふれあいの家へ行く時は，家が3階にあるため，立体担架で2人がかりで運ぶ．

⑤ 排泄
　　介助なしで自分でできる人……7人

自分でできるが，トイレットペーパーの使い方がわからないので，いくらでも出してしまう．

昼間は大体できるが，夜はパンツをはかして，介護者が別の家に行ってしまうので，パンツの中でしている．

排尿はできるが，排便は人工肛門なので，パウチがずれて1日に3～4回は漏れてしまう．

　　介助が必要な人………10人

も ともと便が緩いので，間に合わない時が2回に1度くらい.

オ ムツをいやがるため，まだしていないが，動作が遅いので，トイレに行く前に廊下にポタポタ落ちてしまう.

昼 間は定期的にトイレに連れていき，仙骨部を刺激して排尿・排便させている．ただし夜は漏便する.

87 歳で，洋服を着る習慣がなく，パンツをはかせてもトイレで脱ぎとってしまう.

導 尿のため，尿はタンクにたまったものを介護者が捨てるが，便はオムツ.

ト イレの場所がわからないので洗面所やゴミ箱に小便をしてしまう．オムツをしてつなぎの服を着せたら，自分の力で洋服をずらして脇から出してしまう．そのため，出そうになったらしびんで対応する.

⑥ 更衣
　着る順番がわからない………6人
　重ね着をしてしまう…………3人
　季節がわからない……………5人
　汚れたものを識別できない…4人
　着方がわからない……………5人
　着替えの意識がない…………2人
　　（重複している場合がある）

⑦ 入浴
　介助なし…………3人
　巡回入浴…………4人
　　（うち1人は自宅でも介助入浴）
　施設入浴…………3人
　自宅介助入浴……6人
　不明………………1人

3．現在受けているサービスや行政措置

① 訪問看護週2回，往診月2回，入浴サービス，福祉手当・介護手当，オムツ支給
② 特養入所
③ 訪問看護週1回，ショートステイ，車椅子レンタル（1月から民間のデイケアサービス予定）
④ ホームヘルプ週5回（さん愛3回，友人2回），入浴サービス，配食サービス，車椅子レンタル，福祉手当，オムツ支給
⑤ デイサービス週2回
⑥ 入院中
⑦ デイサービス週2回，自主グループ月3回（むくげ2回，芙蓉会1回）
⑧ デイサービス週2回
⑨ デイサービス週1回，訪問指導月1回
⑩ デイサービス週3回（ふれあい1回，民間2回），自主グループ月2回，ホームヘルプ週3回（区1回，自費2回），ショートステイ，入浴サービス，給食サービス週2回，福祉手当，オムツ支給
⑪ 訪問看護月2回，往診月2回，ショートステイ月14日（グレイス），福祉手当・介護手当，オムツ支給
⑫ デイサービス週2回（ふれあい1回，民間＝半日1回）
⑬ デイサービス週3回（ふれあい2回，友愛1回），ホームヘルプ週1回，ショートステイ
⑭ デイサービス週2回，施設入浴，入浴サービス，ショートステイ，ベット・車椅子・エアーマットレンタル，立体担架移送週2回，介護手当・福祉手当
⑮ なし
⑯ ホームヘルパー週5日（さん愛1日2

回，半日3日，区午前だけ2日），往診，施設入浴，ショートステイ，配食サービス
⑰ 入浴サービス，ショートステイ，福祉手当・介護手当

II．介護者・家族の状態

1．発症にともなう介護者の暮らし方の変化

教 師を51歳で退職して介護に専念した．

持 病もあったため，病院の事務職員を58歳で退職し，介護している．

痴 呆がすすみ，これまで勤めていた職場をやめて，1日親の介護についている．

神 田で事務機器の商売をしているが，介護のため週に2日だけ職場に行き，あとは転送電話を使って自宅で仕事をしている．

結 婚して千葉に住んでいたが，介護のために実家に家族とともに帰ってきた．その時に家を二世帯住宅として新築した．

痴 呆が重症化したため，介護者だけ1階の隣室で寝起きをするようになった．

夕 方6時までの仕事を5時に繰り上げてもらって介護にあたった．攻撃の対象にされた孫娘は一時別居した．

2．介護者の1日の暮らし方

①食材の購入

主 に生協の共同購入を利用して，極力家を空けて買い物に行かなくてもいいようにしている．

介 護者も足が悪くて自転車にも乗れなくなったので，生協の共同購入と，あとはヘルパーさんに頼んだりしている．

ホ ームヘルパーさんが来てくれた時に買いに出る．

近 くにお店がないので，デイサービスに行っている時に大急ぎで買い物に行く（3人）．

買 い物の時は，家の外からカギをかける．連れていく時は車椅子に乗せていく．

運 動がてらに買い物に連れて行くが，歩くのが遅くてイライラしてしまい，負担になっている．留守番をさせる時は，最近は押し売りなどが多いので，外からカギをかけていくこともある．

②食事づくり

メ ニューに文句を言わないので，ありあわせのもので間に合わせることが多い．

食 べやすいように食事づくりはいろいろ工夫している．その工夫が苦労だ．

1 日2食だが，手づくりを心がけて，煮物を多くしている．野菜，海藻が好きだし，買ってきたものは好まない．

寝 たきりだけれども，3食キチッと食べるので，おやつも含めて自分で作っている．家族の食事と同じものを少し軟らかくして作っている．給食サービスは受けていない．

料 理づくりは嫌いではないし，自分たちも食べるものなので，おいしいものを作って食べさせてあげたいと思っている．まった

3．介護をめぐる家族の対応

施設に勤めている妹は，見守るのが一番と手を出さない．被介護者の妻はもともと仲が悪かったので，被介護者の夫のことを無視している．

夫は定年まで介護に協力しなかったが，子供たちが見守りや介護の手伝いをしてくれた．

夫は母親の発症に気づいていなかったが，妻は早い時期に気づき，1人でイライラしていた．妻が母に対してたまたま荒い言葉を使っていたところを夫が見て叱責したため，妻が怒った．それ以来，介護は基本的には夫が担当しているが，それとともに夫婦の会話がなくなった．いま被介護者の母は母屋に，介護者の家族は同じ敷地内のアパートで生活しているが，介護者である長男だけは母屋で寝ている．

介護者の夫は2〜3年前まで単身赴任で，まったくそばにいなかった．介護者である嫁とその子供たちが，病気の父と寝たきりの母をみてきた．被介護者は寝たきりなので，介護者が出かける時が一番困るが，見守りを娘のうちの1人に頼んで出かけ，助かっている．18歳の息子も学生だが，「いいよ，大きい声を出した時は見に行くから」といってくれる．単身赴任で帰ってきた夫は，毎週土日にストレス発散のためにドライブにつきあってくれる．

結婚して千葉に住んでいたが，3年後に両親の介護のために実家に移り住んだ．それ以後約30年間，両親のために私のエネルギーのすべてを注いできた．夫はおとなしい人で，両親と同居するときも，母を入院させるときも私の判断にしたがい，客観的に見てくれた．3年前に父が亡くなり，1年前に母が入院して，環境ががらりと変わり，夫婦の間にすきま風が吹き，そのすきま風をどう埋めていくか悩んでいる．

介護のために勤めをやめ，いま分譲マンションに1人住まいしている．被介護者の夫も最近は心臓が悪くて薬を飲んでいる．もともと両親は会話がほとんどなく，別々の部屋で暮らしており，母の世話を一切しない．初めは両親と介護者である娘がいっしょに住める家がなかったので，別居という形になったが，今では朝10時から夕食まで通っている．通いは自転車で行ける範囲だし，夜は十分休めるようになってよかったと思っている．

病気と受けとめられなかった頃に，妄想の対象にされた孫娘がノイローゼになり，3か月独立させた．電話をしていてもついてくるし，娘と話をしていると悪口を言っているのではないかと疑われるので，連絡ノートで娘と話し合いをした．孫娘は一時は仕事をやめることも真剣に考えた．10年経った今は，特養に入所したこともあって，バリアフリーの家を建てて，もう一度いっしょに暮らしたいという介護者の思いに協力してくれている．

ひきとった当初は，嫁がベットの横に寝て，夜中のトイレ介助をしていたが，今は息子が替わってくれた．嫁は介護の勉強会に参加したり，痴呆の話を聞きに行くなど，夢中で痴呆の介護の勉強をしてきた．妻はよくやってくれるから，自分が理解しなくてはと夫は思っている．

介護者には娘と息子がいるが，娘は孫を連れて毎週1回訪問してくれる．初めのう

ちは父の入浴の介助をしてくれていた．小学生の孫が，迷路のパズルや漢字パズルを被介護者と一緒にやってくれている．

両親の介護のために，子供の教育にも十分気をつかってやれず，長男が少してんかんと吃音があるために，小学校時代にいじめにもあったと思うが，十分対応してやれなかった．今22歳の長女が「お母さんはもう介護しなくていいんじゃない」と，慰めの言葉を言ってくれて救われている．

介護者の夫が日記をつけていて，家族で話し合う時は，その日記に基づいて話し合う．言葉の暴力や物とられ妄想の対象にされてふさぎ込んだりして，受験期には隣家に避難したりした孫娘も，母の身体が悪いとかばってくれる．介護者の夫ははじめは被介護者を説得したりしていたが，病気と受けとめるようになった．被介護者がショートステイ中は，介護者の目元がやさしくなると孫娘に指摘された．

介護者が留守にする時は，孫娘が見てくれていた．おしっこが床にこぼれていると，孫たちが拭いてくれていた．それを見て声をかけると，「家族じゃないか，俺たちのおばあちゃんじゃないか」と言ってくれた．子供たちが理解してくれ，介護者の支えになった．孫娘は今年から看護婦になった．夫も定年後手伝うようになり，介護の大変さがわかるようになり，グレースに預けるようになった．定年前は男の面子があるといって，預けようとしなかった．

53歳で介護者は勤めをやめ，介護にあたっているが，なかなか思うようにいかないことがある．徘徊が多く，介護者は気にしていたが，夫や息子の休日に徘徊することが多い．そこで夫が日曜に散歩に連れ出してくれるようになった．息子たちもやさしくしてくれる．

介護者の長女は新聞記者で，時間があれば金曜日の夜から日曜日に来てくれる．長男は銀行づとめで，日曜日の夜はいっしょに食事をしてくれる．末娘は障害者の仕事をしていた経験があり，週に1回必ず来てくれ，被介護者の受診にいっしょに行き，その様子を他の兄弟に知らせるため，メモを作って渡してくれる．クリニックで紹介された病院に4人の子供がそろって見学に行き，みな気に入ったようなので，将来はそこに入院できたらと考えている．

4．介護をめぐる兄弟姉妹を初めとする親族の対応

定年まで1年半あったので，介護休暇をとった．兄嫁が通ってきて手伝ってくれたので，定年まで働きつづけることができた．

3人兄弟の末である介護者は，定年退職まで1年半あったが，介護休暇をとったり，兄嫁が田舎から来てくれて被介護者をみてくれたので，定年まで働きつづけることができた．しかし，兄が急逝し，姉もピック病になったので，自分1人で見ていくしかなくなった．

独身の末娘が母をひきとってみているが，16歳上の姉は月2万円なら援助ができるといってくれたのを断って，そのかわり月1回1泊2日で来てくれるようにお願いした．今も介護者の都合に合わせて，欠かさず来てくれ，とても助かる．また兄嫁も頼めば留守番に来てくれる．しかし他の親戚は，「お母さんが大変ね」というだけで，地方から上京したときの宿泊場所にして，食事の用意をすることもある．

夜 2時間おきに起きては，紙オムツを引き裂いたり，放尿したりする夫の介護に娘が週に1度は泊まりに来る．また同居している娘が，夫を散歩させてくれる．

介 護者は4人兄弟の一番下で，上の3人はすでに結婚し，独身であった自分に介護が任された．必要な時には姉が代わってくれることもある．すぐ上の兄は熊本で医者をしているので，被介護者の夫の薬は送ってくれる．信州に残してきている家や土地は自由にしていいと言われるし，将来自分1人になった時は「あなた1人くらい面倒はみる」と他の兄弟は言ってくれている．

施 設を併設した病院の事務職として勤務してきた介護者は，父母の介護が大変だと言いながら，たくましく介護している．しかし同居の妹は見守るだけと言っており，別所帯の弟は，妻の影響もあって，通院の時には送迎してくれるが，介護には手を出させないようにしている．

隣 に妹が住んでいるが，被介護者の母は，嫁にやった子だからと言って，世話をさせることを嫌がり，もっぱら嫁に世話をさせている．しかし妹も通院の時などは介助を手伝ってくれる．2，3年前，被介護者から介護者夫婦にお金を任せてくれたので，そのお金で被介護者の経費はすべてまかなってきたので，とてもよかった．ただ他の兄弟には領収書も添えて公開している．

3 人姉妹で仲がよかったが，末娘の私が両親の面倒をみてきたのに，介護の大変さを理解してもらえない．ある時，姉に電話して「1日だけ介護してほしい」というと，「子供の受験があるので駄目だ」と言われた．しかし介護に疲れきってしまったので，姉妹に相談し，かわるがわる介護するようになり，

息ぬきも含めてパートに出るようになった．しかし姉たちは来てもなにをしていいのかわからず，見ているだけだ．それで介護してほしいことを箇条書きにして渡すようにしたが，なかなかうまくいかない．お風呂に入れて欲しい時でも，被介護者が嫌がるからやめたといって入れてくれない．しかも被介護者は姉たちに対して，遠くから来ているのだから大変だといって遠慮する．その結果，自分に介護の重みがかかってくる．

実 の親子ではなく，しかも子供2人を連れて復縁したこともあって，痴呆と受けとめられない時期は，叔母や従兄弟との間で，土地や家屋をめぐって気苦労が絶えなかった．1年前にようやく自分たちの考えで家を建て直すことができるようになった．

長 男の嫁が介護しているが，被介護者の娘が都内に住んでいて，時々見舞いに来るが，その時に被介護者の寝間着などを見て，汚れたりしていると指摘されることもあるので，いつもきれいなものを着せていなくてはいけないと気を使う．

姉 に留守番を頼んで帰宅してみると，母は徘徊しているのに，姉は本を読んでいた．姉は母が痴呆になったのは，介護者である妹が世話をしすぎたからだという．母の激しい乱暴な言葉を録音しているが，姉に聞いてもらう機会がない．一度，丸1日いっしょにいて経験してほしいと思うが，そのことが言えない．

被 介護者の娘である義理の妹が子供を養護学校に入れるために戻ってきた．介護を手伝う約束だったが，手伝わないばかりか，介護者を指示し，暴言を吐く．例えば「母（被介護者）の服装が乱れてきたのはあなたのせいだ」というし，お金がなくなった時は

被罪を着せられ，あとになって母のタンスから出てきた．亡くなった父の遺産の証書や通帳を母は嫁に渡しているが，義妹にはそれが気に食わないように思われる．庭の柿や梅などを，介護者がいない時にとって自分の家にもち帰ってしまったりする．しかし，義理の弟のほうは協力してくれる．

被介護者である母は，実の子供たちの前では暴言を吐いたりしないばかりか，嫁や孫娘がお金をとったとか，ご飯も満足にくれないと訴える．介護者の夫が末っ子であることもあって，夫の兄弟たちから介護者に対して理不尽な言葉が投げかけられる．一番上の姉からは「家に泥棒を飼っておくわけにはいかない」と言われ，母親名義の通帳と印鑑を持っていってしまったし，義兄はそんな嫁に金をとられてはいけないと金庫を買ってきた．さすがに夫も長姉の仕打ちには怒り出し，長姉の出入りを一切禁止したが，それとともに兄弟たちは母を見舞うこともしなくなった．

被介護者の長女は，私たちが母のお金を欲しくてひきとったのだと思っており，「そのお金は四男と母が一緒に働いて貯めたものなのだから，四男に返してやれ，どうしても母の面倒みたければ自分たちのお金でみるように」と言う．他の兄弟も巻きぞえにして私たちに嫌がらせをする．例えば突然訪ねて来て，母にどんなものを食べさせているのか，内容をチェックしたり，ショートステイ中は施設の人にいやみを言って，施設を利用しづらくする．

5．ヘルパーをはじめサービス関係者の対応

母はいろいろな病気があり，ある時，血尿が出たので区内のある病院へ行ったら，「たいした病気ではない．あなたが必死になって来たのだから，必死になって帰ればいい」と言われた．またある大学病院では，母が「薬を飲みたくない」と言ったら，「来なくてもいい」と言われた．しかし一方で，地域の診療所の先生は，よく往診してくれている．この先生は，バルーンカテーテルの入れ方を「わたしも勉強して，できるようにします」と言ってくれた．

被介護者の父が交通事故で入院した．痴呆があったためにベットに縛りつけられ，個室利用となって，1日1万2千円の差額ベットで40日の入院になり，家計にひびいた．

いつでも家族に開放している様子や職員の姿勢を，ショートステイや病院の見学で知り，「家族みんなで60％がいい」と言った主治医の説明を聞いて，病院への信頼が深まり，将来，病院への入院という方向性も定まってきた．

1人で介護しているが，困った時には，主治医と相談して薬の調整をしてもらっている．医師のアドバイスでなんとか乗り越えてこれた．

デイサービスに週2回行っているが，1回はふれあいの家で，もう1回は民間医療機関のデイサービスだが，民間のデイサービスは，午後1時に迎えに行かなければならない．せめてもう1回普通のデイサービスに行ければ助かるのに．

ヘルパーさんとの介護日誌をつけているが，ヘルパーが自分たちの介護に対する非難を書いた．そのノートを被介護者の長女が来た時に見て，自分にいろいろ言ってくるため，日誌にはヘルパーがやってくれたことだけを書くようにしてもらった．またショートステイ中に面会に行くと，「用がすんだらすぐ帰っていいですよ．こういう時に息ぬきしないと

だめですよ」と言ってくれる．

介護者も，その妻も仕事を持っているので，週5回の介護を，4か所からヘルパーに来てもらっているが，介護日誌を通じて，家族とヘルパーの連携がとれている．あるヘルパーさんは，不登校になっている介護者の子供の相談や面倒までしてくれる．

デイサービスに通うのに，1人では3階から上げ下ろしすることができずに困っていたが，ふれあいの家の試作品の立体担架を借り，友愛ヘルプに手伝ってもらい，通えるようになった．デイサービスの職員に福祉手当のことを教えてもらい，生活が安定した．時々ホームヘルプを頼むが，昔よくやっていた編み物をさせてくれ，介護者が外出から帰ってくると目が輝いている．

被介護者は週に2回のデイサービスを利用している．初めは通所を嫌がったが，デイサービスセンターの対応が本人の状態をよく把握し，理解してくれているので，今では楽しみにし，すすんで通うようになった．また週1回の友愛訪問ヘルプを利用しているが，男性のヘルパーなので，被介護者がとても喜んで散歩したり，話相手になっている．

デイサービスの職員が福祉手当のことを教えてくれた．手続きをしたことで母の痴呆を認めることとなってショックだったが，生活は安定した．

同じような痴呆の方を介護しているグループに参加することで，愚痴ったり，情報交換できたり，とても助けられている．家族には「勉強に言ってくるね」と言って出かけてくる．月1回でも出かける時間が与えられてよかったと思う．

検診のときに保健センターで，このままでは共倒れになると言われ，諸手当や制度のことを知らされ，親身になって相談にのってもらい助かった．一番の支えはながつき会だ．

偶然知ったながつき会に参加して，同じ状況の人たちと知り合いになれ，その中で出た話はここだけと言われ，安心して自分の思いが話せて，ほっとする．

ながつき会に月1回通うことで，同じ体験をしている人と話ができることで，とても元気づけられる．自分にとってながつき会は，① 癒しになっていること，② 情報を交換することで，痴呆の症状について理解できるようになる．例えば，テーブルに肘をついて食べてはいけないといっていた本人が，テーブルに肘をついて食べているのをみて，これも1つの症状だとわかって納得できた．③ 保健婦の話が聞けること．安心できる場でもある．

6．介護者・家族の健康の状態

介護者は狭心症の持病があり，服薬している．2年前の退職時には体力が落ちていた．土の道を歩くことに努め，高井戸から井の頭公園まで歩いて体力を回復させた．

被介護者と2人暮らしなので，自分が先に死んだらと思うととても心配で，そのストレスのためか，最近はめまいに困っている．いま原因を調べるために診察を受けているが，もし自律神経失調症と言われたら，それもストレスが原因の病気だと言われているので，もっとストレスを抱えることになるのではないかと不安になっている．

Ⅱ 痴呆を中心とした介護者の状態調査のまとめ　179

72歳の介護者は，出産後ずっと血圧が高く，降圧剤を飲んでいるほか，白内障で4年前に手術をした．膝と足の関節の軟骨が減り，痛みが出てきている．ストレスのため，3年前に痔の手術をしたが，最近はまた調子が悪い．

5～6年前に法事で出かけた際に急に目のかすみがあり，眼科で東京都の難病の診断を受けた．今はデイサービスの間に内科・眼科・漢方の3つの院所に通院している．

介護者は血圧が高くて，降圧剤を服用している．また膝が悪くて被介護者を支えきれない．被介護者は夜間に排泄で2時間おきに起きるのでひじょうに疲れる．75歳だし，将来がどうなるか心配だ．

介護者夫婦は仕事を持っていることもあって，介護は主に息子が担っている．子どもの不登校の問題や自分の勤務先の仕事の問題でせっぱ詰まった精神状態に追い込まれている．その結果，慢性疲労症候群になり，帰宅恐怖症とか，通勤恐怖症におそわれるような状態になっている．

被介護者にお金をとられたとか，泥棒などと言われ，孫娘は被介護者のあまりの攻撃に胃潰瘍や脱毛症になり，友達にもいじめられ，登校拒否を起こした．

電話が鳴ると，被介護者の長女からではないかと，身体ががたがた震える．こんどはなにを言われるのかと怯え，この1年で介護者は7キロ，夫は3.5キロ痩せた．さらに介護者は血圧が高くなり，今は安定剤と入眠剤を飲んで眠れるようになった．

7．交友関係

元の職場の同僚から買い物に誘われるが，デイサービスに行っている間しか時間がとれないので断わることになる．こうしたことが2，3回続くと誘ってくれることもなくなる．友達がなくなることが心配だ．

介護するようになってから，他人も来なくなったし，自分も行けなくなった．

被介護者は長い間の市民活動を通じての人間関係があり，介護のための情報や応援が得られている．交友と社会活動が大幅に制限される．

介護者は元の職場の同僚や，旅先でできた友達と交友関係を保っている．

介護者は長い間，宗教関係の世話役をしてきていて，介護で非常に大変な時期にも，その人たちの支えで乗りきれた．

近所にもお年寄りを抱えた家があるので話ができるし，生協の共同購入で知り合いができ，また古典の勉強会も始めた．

ママさんバレーをやっていたので，その仲間に介護の大変さを隠さず話ができる．冗談を言ってくれるので心が楽になった．

ヘルパー3級の勉強をする中で，給食サービスのやまびこ会を知り，山びこ会の調理に参加するようになった．

被介護者と別居しているので，時間的な余裕をつくって，テニスや書道の集まりに参加している．時には介護を姉たちに代わってもらって，1泊旅行もしている．友達は非

常に多い．

8．近所の人々との関係

普 段から近所づきあいはしているが，被介護者のことを知られたくないので，診療所との関係もあまり知れないようにしている．

介 護者自身が非常に気を使う人で，被介護者の状態を知られないように遠くの病院へ行ったり，車椅子での外出をしない．

被 介護者は長年，夫とともに写真屋を経営していたので顔が広く，徘徊しても，近所の人たちが送ってきてくれる．

普 段から近所づきあいをしていたので，被介護者が徘徊をして外に出た時は，近所の人が行動を教えてくれた．

近 所の人は介護者が一所懸命介護していたのを見ていたので，父親が亡くなった時，近所の地主さんが早く借地権の名義の書き換えをするよう教えてくれた．

介 護者がいない時，被介護者が急に興奮して下着のままマンションから降りていったが，マンションの人が気づいて家まで送ってくれた．

公 的な訪問ヘルプだけでは足りないので，近所にいる息子の友達の親が週１回介護をしてくれている．

1 人で出かけて，コンビニ，スーパー，ピザ屋などで買い物をしてくるが，買ってきたことを忘れて，同じものを買いに行く．近隣のお店には伝えてあり，スーパーでは品物を返してもらえばいいと言ってくれている．

被 介護者が将棋に関心を持ち，近所にていねいに教えてくれるお年寄りがいて，将棋が指せるようになった．そのお年寄りが最近交通事故で亡くなり，将棋の相手がなくて困っている．

9．今一番困っていること，心配していること

今 入院中だが，介護保険が始まって，退院と言われたらどうしようか困っている．

今 特養に入所しているが，介護保険で経費がどうなるかが一番心配だ．

毎 日，母を外に出してあげたいのだが，住まいが３階のためできない．そのため糖尿病のコントロールも不安定になってきた．

10．介護者としての思い

逃 げ出せるものなら，逃げ出したい．しかし，病気だからしかたがない．

介 護だけなら苦にならない．兄弟の理解がほしい．（他にも同じ人あり）

始 めは他人が入ることがいやだと思ったが，今は介護は他人がやった方がいいと思う．母を入院させる時，私は母を捨てたと思った．夫がリストラで悩んでいる時，私は母を捨てて家族をとったのだから，夫にも家族をとるように自分の意見を言った．

自 分勝手な父が痴呆になり，長女の自分が少しやさしさを出してしまったために，自分が世話をする羽目になった．

今 はとにかく被介護者とその夫がなんとか２人で支え合って生きてほしいと思って

いる．どちらかが亡くなったら，自分はどうなってしまうのか不安だ．

26年間，いい嫁でありたいと思い，なんでも母より先にやって，ひじょうに疲れた．母には悪いが，母が痴呆になって寝たきりになったので，今が一番幸せに思う．

母を，どうしたら楽しませることができるのかと思う．

自分の家族関係はうまくいっていないが，被介護者である母を介護するたびに，母は「ありがとう」と言ってくれる．その言葉が自分の救いになっている．

介護者が若い頃から，草の実の運動に40年も関わってきたし，他にもさまざまな社会活動をしてきて，あまり被介護者である夫の面倒をみてこれなかったので，今被介護者をこういうように介護しているのも，自由にさせてもらった恩返しだと思っている．

介護をするのはよいが，お金をとったとか，泥棒だとか言われ，そのことで夫の兄弟とトラブルになることがとても苦しい．初めは被介護者をにくいと思ったこともあるが，今は被介護者のしぐさを見てかわいいと感じたり，笑えるようになった．夫が定年になって手伝ってくれるようになって大変さがわかり，グレースに預けるようになった．しかし，預けることに抵抗があるし，空しさもある．グレースを訪ねて別れる時に，家族の姿を目で追う時はせつない．

施設に最初に預けた時，ホッとしたが，心配で夢ばかり見ている．今は，無理だと言われるけど，家を建て直して，もう一度帰ってきてほしいと思う．

被介護者はわかっていないのだから，こちらがカッカしてしまうと，追い込んでしまう．これからは自分の経験を伝えていきたい．

被介護者である母を見ていて，たんに長生きがいいとは思わない．

体面を保ちながら，家のイザコザに対応していた時がきつかった．罵り合い，被介護者の母にガンガンいっても無意味なことがわかり，今は母にやさしく対応できるようになった．1日中母にはりついているが，自分の性分に合っていて，心が安定している．

被介護者の変化や直接言えない時は，カレンダーに思いを書く．

11．思わず出た言葉

人生80年の時代，60代の自分たちは自分の人生を犠牲にしている．夜はゆっくり休みたい．

明日は我が身，畳の上でなくてもいいから，安心して死にたい．

母は長生きしすぎた．

70歳を過ぎているのだから，徘徊して交通事故に遭ってもいいんだ．骨折でもしなくては，入院できないのだ．

家族の中に犠牲が出るような介護はおかしい．

母と2人暮らしなので，愛のささやきができる．

兄 弟は口は出すが，手は出さない．口は出さずに，手を出してほしい．

年 寄りの世話をするというのは，下と臭いの世話をするということなのだ．

12. 介護者の個人としての時間のとり方と息ぬき

水 泳と読書

テ ニスと書道

散 歩と1坪3,000円の市民農園での農作業

毎 晩飲みにいくこと

週 1回，2時間の居合いの練習に行くこと

友 達づきあいと，音楽会や観劇に行くこと

月 1回のうどんの会（自主グループ）

毎 週水曜日は女性半額の映画デーになっているので，映画を観に行くこと

夫 を隣りに乗せて，週1回くらい，高速道路をドライブすること

シ ョートステイを利用して，旅行や市民活動をすること

施 設入浴で職員とおしゃべりすること

女 学校時代の友人と，都内のホテルで夕食会

娘 が来た時に，車でいっしょに出かけて，お茶を飲むこと

近 所の図書館で本を借りて読む．目は悪いけれども，読むことは好き．

毎 週土曜日は太極拳，月1回の折り紙とながつき会でのおしゃべり（他にも）

毎 週土曜日は埼玉の実家に帰り，81歳の母と家庭菜園をすること

友 達と旅行して，行く先々で写真を撮って，写真集を作ること，また時々の思いを短歌にすること

被 介護者の聞こえないところへ行って，大声で「バカー」と言うこと

13. これからのこと

な んとか現状を長く続けたい．

軽 費老人ホームに入れるといい．

自 分が死んだら，被介護者が病院には入れるように予約してきた．

同 じ敷地内に母屋とアパートがあるので，その両方を建て替えて，被介護者の母親といっしょに住むこと

Ⅲ．介護保険に関わること
―現在の進行状況

	申請の状況	認定調査の実施状況
①		
②	○	○
③	○	○
④	○	○
⑤	○	○
⑥		
⑦	○	

⑧　ギリギリまで待つ
⑨　ギリギリまで待つ
⑩　　　　○　　　　　　　○
⑪　　　　○　　　　　　　○
⑫　　　　○　　　　　　　○
⑬　　　　○　　　　　　　○
⑭　　　　○　　　　　　　○
⑮　ギリギリまで待つ
⑯　　　　○　　　　　　　○
⑰　　　　－　　　　　　　－

　　介護保険の申請をした人……………11人
　　うち調査を終えた人…………………10人
　　申請しない人……………………… 2人
　　ギリギリまで申請を待っている人… 3人

Ⅳ. 今回の調査の中で出てきた具体的な要求や意見

介護保険の85項目は本人の状態だけしか見ない．環境や手がわりがあるような項目にしてほしい．また設問の仕方を変えてほしい．

認定調査で要介護2だと言われたが，これ以上重く認定されても利用料が払えない．

すでに調査に来たが，認定が出た時は状態がちがっていることが出てくると思う．その対策をちゃんとしてほしい．

介護保険が始まると，今無料で借りているベットが有料になるので，改善してほしい．

現在入院中だが，このまま入院させてほしい．

福祉手当がなくなると，困る．

年金の支給が65歳以上になるが，65歳まで働き続けられる環境を作ってほしい．

近くで毎日デイサービスができる施設を作ってほしい．

小学校の空き校舎を活用して，老人を集めて長い時間みてほしい．

痴呆老人をウィークデーに預かってくれるショートステイはあるが，緊急の時に預かってくれる施設がほしい．

介護している人の心のケアが必要なので，駆け込み寺のようなものがほしい．

1人で介護しているので，もし自分がどうかなったらと考えると，とても不安だ．土地も家もあるので，グループホームのようなものをつくって，その土地を活用できるようなシステムをつくってほしい．

Ⅴ. 痴呆と痴呆をめぐる保健，医療，福祉の問題の所在

1. 今回の調査によって明らかになった痴呆をめぐる周辺の認識と痴呆の症状および介護者・家族・親族の特徴的なこと

（1）痴呆をめぐる周辺の認識
　①　生活をともにしていないと痴呆とわかりにくいし，また生活をともにしていても痴呆とわかるまでに時間がかかる．

（2）痴呆の症状をめぐる特徴的なこと
　①　痴呆の現れ方が相手によって異なる．
　②　一見肉体的に元気そうに見えるが，実

体は脳の働きが衰弱している．
③ 症状が一人ひとり異なっている．
④ 環境の変化に左右されやすい．

（3）痴呆をめぐる介護者・家族・親族の特徴的なこと
① 介護が筆舌につくせないほど大変であり，したがって介護者自身の犠牲が極めて大きいために，家族や親族関係に亀裂を生ずるような否定的な側面が一面出るが，他方，苦しみをともに担う中で，人間的に発達していく側面もある．

2．痴呆をめぐる保健，医療，福祉の問題の所在

高齢者が増えているのに，社会全体がそれに対応した状況になっていないこと．また，痴呆のある人の権利が保障されていないことに基本的な問題がある．
① 高齢者をまるごと捉えた医療を行っている医療機関が少ない．
② 早期に痴呆相談ができ，手当ができるような体制になっていない．
③ 症状の進行状況やいろいろな条件に合わせた多面的なヘルプができる体制になっていない．

Ⅵ．痴呆と介護保険に関する"聴き手"としての基本的

以上のことからみて，痴呆は介護保険になじまない．

Ⅶ．「杉並有志の会」としてのさしあたってのとりくみ

（1）「杉並有志の会」は，今回の調査のまとめの語り部となって，共感の輪を広げていく．
（2）「ながつき会」のような介護者の集まりを，もっとたくさん，杉並の中に作るとともに，保健，医療，福祉の専門家が参加していけるようにする．
（3）介護保険からもれた人や，いまは施設に入所しているが，介護保険の実施にともなって施設を追われる人などが中心になって，そうした問題を打開していくための住民の組織を作ろう．

◇おわりに

　状態調査に取り組んだ保健婦たちにとって，それまでの仕事に対する思いと迷いは，程度の差はあるものの共通したものがありました．時代の変化の中で保健婦も感染症時代の仕事の進め方から，少子高齢時代に対応する仕事を求められる中で，組織改正が進み，細分化された配置の中で，住民の思いを汲みあげきれないジレンマー介護保険が施行され，高齢者事業が区分けされる中で保健婦が受け持つ事業をどうするか，地域の精神障害者や家族の状態はどうなっているか等々―を抱えています．このような中で，日々の仕事に流されず，もっと充実した仕事がしたい，もう一歩踏み込んだところで仕事を進めたい，住民の思いを汲み，直に仕事に反映させたいと考え，「自治体に働く保健婦のつどい」に参加し，状態調査に出会っている人がほとんどでした．

　日常業務に調査を反映させようとする時，従来は数量化し，分析する手法が一般的でした．今回の調査では個人に焦点を当てて，約2時間語り手の気持ちに沿いながら，終了後には聴き手として語り手から汲み取った内容を調査団メンバーと共有し，分析するという，数量化ではないにもかかわらず，地域やある集団の状態像が浮かび上がるというものでした．そして，語り手はもちろん，語り手にはなっていない地域住民，行政関係者等とともに開く報告会を通じて，地域の課題，問題を共有し，事業化，施策化につなぐというものです．これは日常業務の範疇だけや，1つの職能だけの取り組みでは困難なことです．

　保健婦は住民の暮らしぶりや健康の状態を把握しながら地域の状態をつかみ，相談をし，住民とともに地域の健康状態の向上に取り組むことを目指しています．今回は，状態調査を通じて住民の状態をつかむという保健婦活動の原点に立ち返り，考える機会になったこと，また，より住民の思いに沿った調査方法を体験できたことは貴重なものでした．さらに10編の報告を見てわかるように，保健婦会調査を除き，調査団には保健婦以外の職種の人が多く参加しており，日常の業務を通した活動から，さらに深まった関係＝ネットワークが調査を通して築かれ，以後の活動に活かされる点が大きかったことが挙げられます．

　昨今，自治体では各種の保健福祉関連計画策定が求められ，現場の保健婦たちも作業に関与する機会が多くなっています．しかし，住民主体の街づくり型計画を目指しつつも，限られた人々の声や行政側の考える計画に終わっているのが大部分ではないでしょうか．私たちは，上司から求められる計画

づくりに応えるだけではなく，保健婦の日常活動の中から住民の生活している場での状態を聴き，住民とともに事業を創り上げ，地域計画へと発展させていく方法を必要と感じながら模索してきた面があると思います．状態調査の方法は，保健婦が住民主体の活動を組み立てるために生かせる方法ではないかと思います．

　自治体に働く保健婦は，住民とともにあってこそ充電され，力が発揮できることが，今回のそれぞれの報告は物語っていると思います．特に「構造改革」の時代にあって，自治体が，そして，そこで働く私たちが，役割を大きく問われる状況にあります．ぜひ実践集を活用していただきたいと思います．そして「自治体に働く保健婦のつどい」の分科会で，実践交流ができることを期待したいと思います．

　最後になりましたが，ご協力いただきました方々に誌面をお借りしお礼を申し上げます．鈴木文熹先生には調査の度に，事前打ち合わせに出向いていただき，現地での調査活動・報告会への参加を通じて，細部にわたり直接ご指導をしていただきましたことに感謝申し上げます．現場での思いを語り過ぎ，制限時間内に報告できない私たちに，根気よくつき合ってくださったことを重ねて感謝申し上げます．また，保健婦の思いを引き出し，出版について細部にわたりご助言と励まし，ご協力をしてくださったやどかり出版の西村さん，増田さんに感謝いたします．

　2001年12月

保健婦状態調査研究会

編集委員 阿部　尚子　（新潟県小千谷市）
　　　　　伊南冨士子　（大分県真玉町）
　　　　　鈴木　文熹　（南信州地域問題研究所）
　　　　　高橋ひとみ　（東京都杉並区）
　　　　　中村　昭子　（長野県日義村）
　　　　　長瀬　静代　（岐阜県高山市）
　　　　　成中　政子　（東京都世田谷区）
　　　　　檜谷　照子　（東京都杉並区）
　　　　　堀之内宏子　（岐阜県高山市）
　　　　　宮澤　章子　（長野県青木町）
　　　　　三浦いづみ　（東京都杉並区）

住民との新たな関係づくり
保健婦の状態調査の実践が示すもの

2002年1月19日発行
編　者　　保健婦状態調査研究会
発行所　　やどかり出版
　　　　　代表　増田　一世
　　　　　〒330－0814　埼玉県さいたま市染谷1177－4
　　　　　TEL　048－680－1891
　　　　　FAX　048－680－1894
　　　　　E－Mail　johokan@yadokarinosato.org
印刷所　　やどかり印刷